ZUCKER MACHT DUMM
UND ANDERE ERNÄHRUNGSMYTHEN

DR. MARLEEN FINOULST

ZUCKER MACHT DUMM

UND ANDERE ERNÄHRUNGSMYTHEN

Stiftung Warentest

INHALT

EINLEITUNG

Praktisch kein Tag vergeht ohne eine Schlagzeile zu neuesten Erkenntnissen aus Studien über die Auswirkungen unserer Ernährung auf die Gesundheit.

Ernährungsempfehlungen finden sich mittlerweile allerorts: Zeitungen, Zeitschriften, Radio, Fernsehen, Internet und Social Media – auf allen Kanälen werden (angebliche) Erkenntnisse darüber verbreitet, was und wie man essen sollte.

Jeden Tag werden uns neue Versprechen aufgetischt, wie wir durch Ernährung möglichst lange gesund bleiben können. Manchmal lesen wir dann, dass Milch die Knochen stärke, und nur wenig später, dass Milch ungesund sei. An einem Tag behauptet ein selbst ernannter Experte, dass sich Depressionen im Darm entwickelten oder dass man seine Stimmung durch den Verzicht auf Fast Food verbessern könne (als ob es so einfach wäre ...). Am nächsten Tag sollen wir Wein trinken, um uns zu entspannen oder Bier, um unser Selbstbewusstsein zu stärken. Aber Alkohol soll ja auch die Entstehung von Krebs begünstigen ... Die vielen Berichte darüber, wie man am besten und schnellsten abnimmt, sind noch widersprüchlicher: Die einen empfehlen, sich fettarm zu ernähren, die anderen sagen, man müsse auf Kohlenhydrate verzichten.

Die Fülle widersprüchlicher Meldungen hat dazu geführt, dass wir nicht mehr wissen, was wir essen sollen. Dieses Buch soll helfen, Ernährungsmythen zu entlarven und zu verstehen, was wirklich dahintersteckt, anstatt ihnen unkritisch Glauben zu schenken.

WOHER KOMMEN ALL DIESE NACHRICHTEN ÜBER LEBENSMITTEL?

Untersuchungen zeigen, dass mehr als die Hälfte aller Gesundheitsinformationen in den Medien falsch sind. Die Ergebnisse neuer Studien werden oft übertrieben dargestellt und daher falsch interpretiert. So wird beispielsweise eine zufällige Beziehung als Ursache-Wirkungs-Beziehung interpretiert. Wenn hochgebildete Menschen zufällig gerne Schokolade essen, titelt eine Zeitschrift: „Schokolade macht schlau" (Titel unseres ersten Buches, erschienen 2018). Übrigens werden die vielen Studien über den Zusammenhang von Schokolade und Gesundheit größtenteils von den Schokoladenherstellern selbst finanziert, die uns glauben machen wollen, dass beispielsweise dunkle Schokolade gut für das Herz ist oder dass Kakao bei Diabetes hilft.

Wer mit wissenschaftlicher Forschung nicht vertraut ist, hat es schwer, solche Heilsversprechen zu durchschauen. Ernährungsmythen basieren oft auf den Erkenntnissen von Forschern, die versuchen, die Zusammenhänge zwischen Ernährung und Gesundheit zu entschlüsseln. Leicht ist das nicht, denn die Zusammenhänge sind oft sehr komplex und eine Vielzahl von Faktoren muss berücksichtigt werden. So können Geschlecht, Alter, Ethnie oder das genetische Profil den

Effekt beeinflussen, den die Ernährung auf die Gesundheit hat. Das macht allgemeine Aussagen über Ernährung schwierig: Was für den einen eine negative Auswirkung hat, macht dem anderen weniger aus.

Auch die Lebensmittel selbst sind komplex. Sie enthalten eine Mischung aus Nährstoffen, von denen einige unter Umständen einen negativen Einfluss auf die Gesundheit haben können (Salz im Brot) und andere einen positiven (Ballaststoffe im Brot). Außerdem bestimmt nicht nur das, was man isst, sondern auch, wie viel man davon isst, den Effekt auf die Gesundheit. Für die Wissenschaft kommt erschwerend hinzu, dass oft erst nach vielen Jahren deutlich wird, welchen Effekt eine Ernährung auf die Gesundheit hat. Ganz abgesehen von der Schwierigkeit, den allgemeinen Lebensstil einer Person bei der Auswertung der Ergebnisse zu berücksichtigen und in ihrer Bedeutung richtig einzuordnen.

Es ist nicht möglich, auf der Grundlage einer einzigen Studie eine zuverlässige Ernährungsempfehlung auszusprechen. Trotzdem wird genau das ständig getan. Das führt zu scheinbaren Widersprüchen. Der schlampige Umgang mit Studienergebnissen ist nicht nur den Medien anzulasten. Oft gehen falsche oder verkehrt dargestellte Informationen auch auf Wissenschaftler oder selbst ernannte Ernährungsexperten zurück, die ihre Ideen ins Rampenlicht rücken wollen. Um Aufmerksamkeit zu erregen, werden Aussagen zugespitzt und Tatsachen verdreht. Das ist kein harmloser Spaß: So werden wir täglich alle aufs Neue verunsichert. Nehmen wir zum Beispiel wieder unser Grundnahrungsmittel Brot. Ein extrem beliebtes Lebensmittel, das seit Jahrhunderten auf dem Speiseplan steht. Insbesondere die Misch- und Vollkornsorten wurden nie infrage gestellt. Das ist bei den Jüngeren heute anders. Brot erscheint vielen verdächtig: Es enthält Gluten, macht angeblich dick, müde und schwach ... Die negativen Schlagzeilen über unser Grundnahrungsmittel haben weitreichende Folgen. Denn inzwischen sinkt der Brotkonsum, doch Brot ist eine wichtige Quelle für Jod, das dem Bäckersalz zugesetzt wird. Weniger Brot bedeutet ein steigendes Risiko von Jodmangel und damit ein häufiges Auftreten von Schilddrüsenerkrankungen.

Mit diesem Buch möchten wir Ihren kritischen Geist schulen, damit Sie in Zukunft auch besser selbst beurteilen können, welchen Meldungen zu Ernährung und Gesundheit Sie Glauben schenken können und welche Heilsversprechen auf undifferenziert dargestellte oder verzerrte Studienergebnisse zurückzuführen sind.

WER HAT DIESES BUCH VERFASST?

Um den Lesern zu helfen, die vielen Ernährungsmythen in den Medien zu verstehen, hat das belgische Zentrum für Evidenzbasierte Medizin (Centrum voor Evidence-Based Medicine, CEBAM) folgende Website eingerichtet: www.gezondheidenwetenschap.be (Gesundheit und Wissenschaft). Ein Team von Ärzten und Ernährungswissenschaftlern durchsucht täglich die Medien und analysiert Gesundheits- und Ernährungsmythen. Eine Auswahl davon finden Sie in diesem Buch.

Die Stiftung Warentest wurde 1964 auf Beschluss des Deutschen Bundestages gegründet. Sie führt mit wissenschaftlichen Methoden vergleichende Tests von Waren und Dienstleistungen durch. In einigen Bereichen, etwa bei Impfungen und Medikamenten, kommen auch Methoden der evidenzbasierten Medizin zum Einsatz.

Sowohl CEBAM als auch die Stiftung Warentest greifen Medienberichte auf, tragen Studien und Fakten zusammen und relativieren mit ihren Untersuchungen übertriebene Hoffnungen ebenso wie überzogene Ängste.

+++ HILFT JOGHURT GEGEN HERZ-KREISLAUF-ERKRANKUNGEN? +++

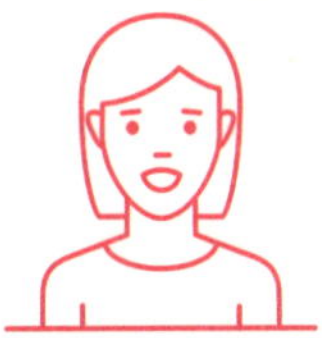

In einer neuen Studie gingen Forscher der Frage nach, ob Joghurt Menschen mit zu hohem Blutdruck Schutz vor Herz-Kreislauf-Erkrankungen bietet. Die Wissenschaftler sammelten selbst keine Daten, sondern stützten sich auf zwei große Studien: die Nurses' Health Study (NHS) und die Health Professionals Follow-Up Study (HPFS).

55 898 Frauen aus der NHS und 18 232 Männer aus der HPFS hatten einen zu hohen Blutdruck. Anhand eines Vergleichs des Joghurtkonsums dieser Teilnehmer mit ihren medizinischen Daten untersuchten die Wissenschaftler, ob ein Zusammenhang zwischen beidem besteht. Unter Berücksichtigung zahlreicher Störfaktoren stellte sich nach statistischer Datenanalyse heraus, dass Joghurt tatsächlich vor einem Herzinfarkt oder Schlaganfall schützt. Frauen, die mindestens zweimal

pro Woche Joghurt aßen, erlitten zu 17 Prozent seltener einen Herzinfarkt oder Schlaganfall, verglichen mit Frauen, die selten Joghurt aßen (weniger als einmal im Monat). Bei den Männern waren dies 21 Prozent. Und die Wahrscheinlichkeit einer Herz-Kreislauf-Erkrankung verringere sich noch mehr, wenn der regelmäßige Joghurtkonsum zusätzlich mit einer gesunden Ernährung aus viel Gemüse, Obst und Vollkorn (DASH-Diät) kombiniert werde.

Bei Studien wie diesen ist es schwierig herauszufinden, ob der festgestellte Zusammenhang auch tatsächlich ein ursächlicher ist. Es ist gut möglich, dass die Teilnehmer, die häufiger Joghurt aßen, im Allgemeinen einen gesünderen Lebensstil führten als die Teilnehmer, die wenig Joghurt aßen. Nicht der Joghurt, sondern der gesündere Lebensstil verringert dann die Wahrscheinlichkeit einer Herz-Kreislauf-Erkrankung. Indem man in der statistischen Analyse Störfaktoren wie Gewicht und körperliche Aktivität berücksichtigt, kann man das Risiko falscher Schlussfolgerungen senken. Das ist hier für eine Menge von Störfaktoren der Fall gewesen, wodurch sich die Chance erhöht, dass Joghurt an sich tatsächlich einen Unterschied macht.

STUDIE IM CHECK
Buendia J.R., Li Y., Hu F.B., Cabral H.J., Bradlee M.L., Quatromoni P.A. ... & Moore L.L. (2018). Regular Yogurt Intake and Risk of Cardiovascular Disease Among Hypertensive Adults. American Journal of Hypertension.

Durch die Koppelung des Joghurtkonsums an die Ernährungsgewohnheiten sahen die Forscher, dass es auch einen positiven Effekt bei den Teilnehmern gab, die sehr wohl regelmäßig Joghurt aßen, ansonsten aber nicht so gute Ernährungsgewohnheiten hatten. Auch das weist darauf hin, dass Joghurt tatsächlich einen soliden Schutz vor Herz-Kreislauf-Erkrankungen bieten kann. Es braucht jedoch weitere Untersuchungen über die Art und Bedeutung dieses Effekts. Wenig wahrscheinlich erscheint, dass zwei Joghurts pro Woche tatsächlich einen Unterschied machen können.

Es ist wichtig, sich daran zu erinnern, dass die Kombination von Joghurt und einer gesunden Ernährung mit viel Gemüse, Obst und Vollkorn einen größeren Effekt hatte. Ob man sich dabei am besten für Joghurt mit 0,1, 1,5 oder 3,5 Prozent Fett entscheidet, wurde nicht untersucht und ist daher nicht klar.

ERGEBNIS DES STUDIENCHECKS

Diese Studie fand einen Zusammenhang zwischen Joghurtkonsum und einem niedrigeren Risiko einer Herz-Kreislauf-Erkrankung bei Menschen mit hohem Blutdruck. Die Forscher konnten jedoch nicht nachweisen, ob es sich bei diesem Befund um einen schieren Zufall handelt oder ob es einen ursächlichen Zusammenhang gibt.

+++ WENIGER FETT ODER WENIGER KOHLENHYDRATE – WELCHE DIÄT IST BESSER? +++

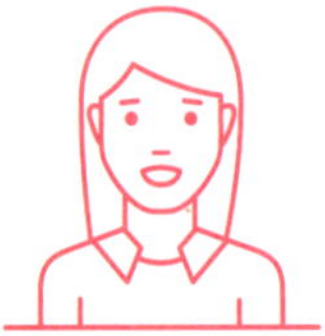

Forscher der Stanford University in den Vereinigten Staaten führten mit 609 fettleibigen Amerikanern (Body-Mass-Index zwischen 28 und 40) eine einjährige Studie durch. Sie wollten herausfinden, welche Diät am besten funktioniert: eine fettarme oder eine mit wenig Kohlenhydraten.

Die Teilnehmer wurden willkürlich in eine der beiden Diätgruppen eingeteilt und besuchten ein Jahr lang 22 Gruppensitzungen bei einer Ernährungsberaterin, die sie stets auch zum Durchhalten motivierte. Die Diäten waren von Diätassistenten zusammengestellt worden: Die fettarme Diät stieg mit 20 Gramm Fett pro Tag ein und für die zuckerarme Diät galten acht Wochen lang 20 Gramm Kohlenhydrate pro Tag. Danach durften die Teilnehmer den Fett- und Zuckergehalt selbstständig bis zu der niedrigsten Menge erhöhen, die sie für sich akzeptieren konnten. Neben diesen Einschränkungen gab es Ermutigungen für alle, viel Obst und Gemüse und möglichst wenig Fertiggerichte zu essen.

Nach drei, sechs und zwölf Monaten wurden die Teilnehmer gewogen. Außerdem füllten sie Fragebögen über ihre Erfahrungen mit der Diät und andere Lebensgewohnheiten aus. Nach einem Jahr hatten die Teilnehmer aus beiden Gruppen im Durchschnitt ungefähr gleich viel an Gewicht verloren, nämlich 5,3 und 6 Kilogramm, was keinen signifikanten Unterschied darstellt. Aus den Umfragen ging hervor, dass beide Gruppen durchschnittlich 500 bis 600 Kalorien pro Tag weniger zu sich genommen hatten, obwohl es dazu keine Anweisungen gegeben hatte. Beide Diäten hatten sowohl Befürworter als auch Gegner.

STUDIE IM CHECK
Gardner C.D., Trepanowski J.F., Del Gobbo L.C. u.a. Effect of Low-Fat vs Low-Carbohydrate Diet on 12-Month Weight Loss in Overweight Adults and the Association With Genotype Pattern or Insulin Secretion the DIETFITS Randomized Clinical Trial. Journal of the American Medical Association. Online veröffentlicht am 21. Februar 2018.

Die Forscher schlussfolgern, dass es für das Gewicht keinen Unterschied macht, ob man fettarm oder wenig Kohlenhydrate isst. In beiden Fällen nimmt man weniger Kalorien pro Tag zu sich und das führt zum Abnehmen.

Diese Studie ist gut aufgestellt und hat verschiedene Einflussfaktoren berücksichtigt, unter anderem auch körperliche Bewegung. Die Studie zeigt, dass es nichts ausmacht, ob man sich für fettarme Kost oder für wenig Kohlenhydrate entscheidet, aber sie unterstreicht auch, dass man gesund essen soll und Fertiggerichte am besten ganz beiseitelässt. Es sind also weder die Fette noch die Kohlenhydrate, die eine Auswirkung auf den Gewichtsverlust haben, sondern die Tatsache, dass man in beiden Fällen etwa 500 Kalorien täglich weniger zu sich nimmt.

Ein kleiner Unterschied fand sich bei den Blutwerten: Wer ein Jahr lang wenig Kohlenhydrate isst, erhöht das gute Cholesterin (HDL) und wer ein Jahr lang weniger Fette zu sich nimmt, vermindert das schlechte Cholesterin (LDL) – zwei günstige Entwicklungen.

ERGEBNIS DES STUDIENCHECKS

Fettarm oder weniger Kohlenhydrate essen? Dieser gut durchgeführten Studie zufolge ist das egal. In beiden Fällen nimmt man weniger Kalorien pro Tag zu sich, was den Erfolg beider Diätformen erklärt. Man nimmt gleich viel ab und beide sind genauso schwer oder leicht durchzuhalten. Entscheiden Sie sich also für die Diät, bei der Sie sich am besten fühlen. Essen Sie in beiden Fällen ausreichend Obst und Gemüse und meiden Sie Fertigprodukte.

+++ HILFT HONIG BEI HUSTENBESCHWERDEN? +++

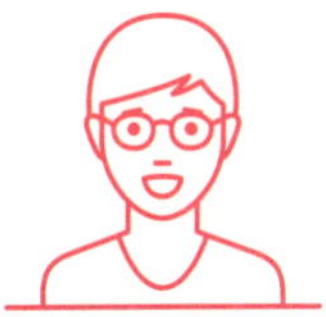

Das National Institute for Health and Care Excellence (NICE) und Public Health England (PHE) sind britische Organisationen, die Leitlinien auf Grundlage des verfügbaren wissenschaftlichen Beweises entwickeln. So wurde eine neue Leitlinie mit Empfehlungen für die Behandlung akuter Hustenbeschwerden entworfen.

Diese Empfehlungen raten vom Einsatz von Antibiotika ab. Für gewöhnlich helfen Antibiotika weder Personen mit akutem Husten noch bei Bronchitis noch wenn der Husten bereits einige Wochen anhält. Studien haben gezeigt, dass Antibiotika nicht gegen Viren helfen, die Hauptursache für Atemwegsinfektionen. Bei bakteriell verursachten Infektionen muss der behandelnde Arzt entscheiden, ob Antibiotika angebracht sind, wie beispielsweise bei einer Lungenentzündung.

STUDIE IM CHECK
National Institute for Health and Care Excellence. Acute cough (including acute bronchitis): antimicrobial prescribing. August 2018.

Daneben fanden die Forscher drei Studien, in denen Kinder, die nicht erhitzten Honig bekamen, weniger oft und heftig husteten als Kinder, die keinen Honig bekamen. Die Beweiskraft war niedrig bis mäßig, reichte jedoch aus, um die Verabreichung von Honig bei Kindern, die älter als ein Jahr waren, vorzuschlagen. Die Wissenschaftler warnten jedoch auch davor, dass es sich bei Honig ja um einen Zucker handele und sich damit das Risiko auf Zahnschäden erhöhe.

Zur Erleichterung der Beschwerden können auch pflanzenbasierte Säfte oder bei Kindern über 12 Jahren Hustenstiller wie Dextromethorphan verwendet werden. Alle Mittel, darunter auch der Honig, können jedoch niemals die zugrunde liegende Infektion heilen.

Diese britischen Leitlinien können auch mit der S3-Leitlinie der DEGAM (Deutsche Gesellschaft für Allgemeinmedizin und Familienmedizin) zur Behandlung von Hustenbeschwerden verglichen werden, die Entscheidungshilfen für die Diagnostik anbietet und Ratschläge für eine Therapie gibt. Unsere körpereigenen Abwehrkräfte werden die meisten Infektionen selbst besiegen. Wissenschaftliche Forschung hat ergeben, dass der Arzt nichts tun kann, um diesen Genesungsprozess zu beschleunigen.

Zu häufiger Einsatz von Antibiotika macht Bakterien „resistent", was eine wirksame Behandlung deutlich erschwert. Einige tödliche Infektionskrankheiten sind bereits gegen verschiedene Antibiotika resistent und vielleicht wird es bald nicht mehr möglich sein, neue wirksame Antibiotika zu entwickeln. Die beste Methode zur Bekämpfung dieses Problems liegt darin, nur dann Antibiotika zu verschreiben, wenn sie tatsächlich gebraucht werden.

Es gibt kaum wissenschaftliche Belege dafür, dass Hustenmittel Beschwerden lindern oder verkürzen, aber manche Menschen nehmen ihre Einnahme als willkommene Unterstützung wahr. Ein einfacher, lindernder Hustensirup lässt sich leicht selbst herstellen, indem man 2 Deziliter (= 200 Milliliter) Honig mit 1 Deziliter (= 100 Milliliter) Zitronensaft mischt.

ERGEBNIS DES STUDIENCHECKS

Mit Husten befreit unser Körper die Atemwege von Krankheitserregern, es ist ein wichtiger Mechanismus, um die Atemwege gesund zu halten. Honig dient, ebenso wie Medikamente, vor allem dazu, den Husten zu lindern. Er kann die Infektion weder verkürzen noch die Beschwerden völlig zum Abklingen bringen.

+++ VERKÜRZT LOW CARB DIE LEBENSERWARTUNG? +++

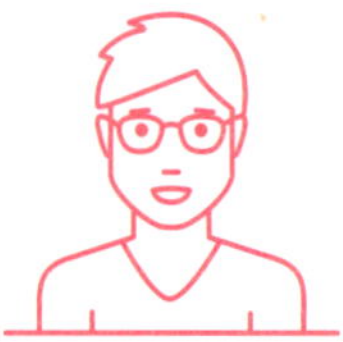

Wissenschaftler aus den Vereinigten Staaten begleiteten 15428 Erwachsene über einen Zeitraum von 25 Jahren in der sogenannten ARIC-Studie (Atherosclerosis Risk in Communities). Eine der Zielsetzungen dieser Studie war es, den Zusammenhang zwischen der Menge an Kohlenhydraten, die der Mensch zu sich nimmt, und der Sterblichkeitsrate zu überprüfen. Nach den besagten 25 Jahren waren 6283 Teilnehmer verstorben. Vor allem bei Teilnehmern, die wenig Kohlenhydrate aßen (< 30 Prozent des täglichen Energiebedarfs), war die Sterblichkeitsrate höher. Auf Grundlage der statistischen Analyse schätzten die Forscher, dass sie im Durchschnitt 4 Jahre kürzer lebten als Menschen mit einer durchschnittlichen Zufuhr von

STUDIE IM CHECK
Seidelmann S.B., Claggett B., Cheng S., Henglin M., Shah A., Steffen L.M. ... & Solomon S.D. (2018). Dietary carbohydrate intake and mortality: a prospective cohort study and meta-analysis. The Lancet Public Health.

Kohlenhydraten (50–55 Prozent des täglichen Energiebedarfs). Aber auch Teilnehmer, die viele Kohlenhydrate zu sich nahmen (> 65 Prozent der Energiemenge), lebten im Durchschnitt ein Jahr kürzer.

Anschließend wurden die Daten verschiedener groß angelegter Studien gemeinsam analysiert. Insgesamt konnten so die Daten von 432179 Personen einfließen. Diese Ergebnisse zeigen ebenfalls, dass sich bei Teilnehmern, die wenig Kohlenhydrate aßen, die Lebenserwartung gegenüber Teilnehmern mit einer durchschnittlichen Kohlenhydrataufnahme leicht verkürzte. Auch eine Ernährung mit zu vielen Kohlenhydraten hatte diese Auswirkung.

Es gibt verschiedene Arten von Kohlenhydraten, zum Beispiel Einfach- und Zweifachzucker und Stärke. Einfachzucker wie Traubenzucker werden während der Verdauung nicht weiter gespalten und gelangen deshalb schnell in die Blutbahn. Auch Zweifachzucker kommen schnell ins Blut, weil ihre Spaltung nicht lange dauert. Stärke hingegen verdaut der Körper langsamer, sodass der Blutzuckerspiegel langsamer ansteigt.

In der letzten Zeit erscheinen mit schöner Regelmäßigkeit Studien über den positiven oder nicht positiven Effekt von Kohlenhydraten auf unsere Gesundheit. Die ideale Menge an Kohlenhydraten geht daraus jedoch noch immer nicht hervor.

Alles hängt natürlich von der Art der Kohlenhydrate ab, die man zu sich nimmt (zum Beispiel geschälten Reis, Zuckerprodukte oder Vollkornbrot), und was man sonst noch so alles isst. Menschen, die wenig Kohlenhydrate zu sich nehmen, laufen Gefahr, häufiger eher tierische Fette und Eiweiß (also mehr Fleisch) zu essen, was weniger gesund ist. Wer Kohlenhydrate durch pflanzliches Eiweiß ersetzt (zum Beispiel Kichererbsen), ist damit besser bedient.

ERGEBNIS DES STUDIENCHECKS

Hier scheint die allseits bekannte Redensart „zu viel ist nie gut" zu passen: alles in Maßen, auch Kohlenhydrate, bietet die beste Garantie auf ein langes Leben. Daneben ist es mindestens genauso wichtig, sich für die richtige Art der Kohlenhydrate zu entscheiden: also möglichst wenig zugesetzten weißen Zucker wie in Keksen und Süßigkeiten, sondern Kohlenhydrate aus Obst, Gemüse und Vollkornprodukten.

+++ VERMINDERT SCHOKOLADE HERZRHYTHMUSSTÖRUNGEN? +++

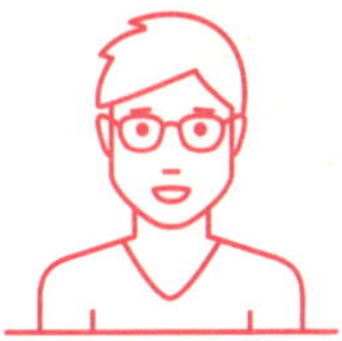

Schokoladenfans hoffen seit jeher auf die Aussage, dass ein regelmäßiger Genuss der dunklen Süßigkeit nicht nur im übertragenen Sinne gut für unser Herz ist, sondern tatsächlich gesundheitlichen Mehrwert hat.
Aus einem ausführlichen Fragebogen über Ernährung und Gesundheit sammelten dänische Forscher die Daten von 55502 Dänen zwischen 50 und 64 Jahren. Die Teilnehmer wurden über einen Zeitraum von 13,5 Jahren begleitet.

Im nationalen medizinischen Patientenregister suchten die Wissenschaftler ergänzende Informationen zu Gewicht, Cholesterin, Diabetes, Rauchverhalten, Ausbildungsniveau, Bluthochdruck und Herzkrankheiten. 3346 Personen entwickelten im Folgezeitraum Vorhofflimmern, eine häufig auftretende Herzrhythmusstörung, die das Schlaganfallrisiko erhöht.

Die Forscher analysierten den Zusammenhang zwischen Schokoladenkonsum und Vorhofflimmern und kamen zu dem Schluss, dass Menschen, die zwei bis sechs Mal pro Woche ein paar Stückchen Schokolade (30 Gramm) aßen, eine um 11 bis 20 Prozent geringere Wahrscheinlichkeit eines Vorhofflimmerns hatten. Daraus schließen sie, dass ein regelmäßiger Schokoladenkonsum dieses Risiko möglicherweise verringert.

STUDIE IM CHECK
Mostofsky E., Johansen M.B., Tjønneland A. u.a. Chocolate intake and risk of clinically apparent atrial fibrillation: the Danish Diet, Cancer, and Health Study. Heart. Online veröffentlicht am 23. Mai 2017.

Studien über die Vorteile des Schokoladenkonsums machen sich immer gut in den Medien, ähnlich wie Studien über die Vorteile von Rotwein (siehe Seite 138ff). Diese Studie umfasst eine große Gruppe von Menschen, aber bei näherem Hinsehen gab es auch andere Unterschiede zwischen den Schokoladenessern und denen, die selten Schokolade essen. Letztere litten häufiger unter Bluthochdruck, Übergewicht und Diabetes: allesamt Risikofaktoren für Vorhofflimmern. Vielleicht aßen sie ja wenig Schokolade, weil sie abnehmen wollten. Schokolade enthält schließlich viel Zucker und Fett und ist deswegen nicht gut für die schlanke Linie.

Gegen ein leckeres Stück Schokolade hin und wieder ist nichts zu sagen, aber man sollte es bestimmt nicht essen, um Herzrhythmusstörungen zu vermeiden. Ob man damit das Risiko mindert, ist jedenfalls zweifelhaft.

ERGEBNIS DES STUDIENCHECKS

Dänische Forscher finden einen Zusammenhang zwischen regelmäßigem Schokoladenkonsum und einem geringeren Risiko, an einer häufig vorkommenden Herzrhythmusstörung zu erkranken. Es ist jedoch sehr unwahrscheinlich, dass es sich dabei um einen ursächlichen Zusammenhang handelt.

+++ HABEN OMEGA-3-NAHRUNGSERGÄNZUNGSMITTEL GAR KEINEN NÜTZLICHEN EFFEKT AUF DIE GESUNDHEIT? +++

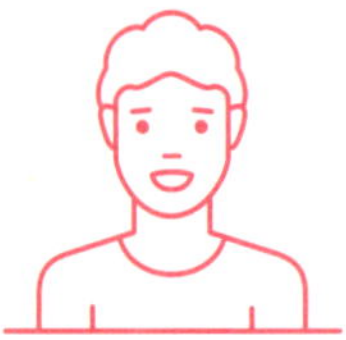

Britische Forscher sammelten alle gut durchgeführten, unabhängigen und placebokontrollierten Studien, die den Effekt von Omega-3-Fettsäuren auf die Gesundheit untersuchten, hauptsächlich in Form von Nahrungsergänzungsmitteln. Insgesamt blieben 79 Studien übrig, an denen 112 059 Menschen teilnahmen und bei denen die Wirkungen von Omega-3-Nahrungsergänzungsmitteln über mindestens ein Jahr mit einer Placebokontrolle verglichen wurden. Dabei achtete man auf Effekte hinsichtlich der Sterberate gleich welcher Ursache und auf die Sterblichkeit aufgrund von Herz-Kreislauf-Erkrankungen, Herzinfarkten, Schlaganfällen und Herzrhythmusstörungen. In keinem der Fälle gab es einen positiven Effekt von Omega-3-Nahrungsergänzungsmitteln auf die Gesundheit.

Die Forscher schließen daraus, dass Omega-3-Nahrungsergänzungsmittel sinnlos sind – trotz des weltweiten Verkaufs dieser Produkte, denen man allerlei positive Auswirkungen auf die Gesundheit zuschreibt. Außerdem ist weiterhin unklar, ob es sehr wohl einen Effekt auf die Gesundheit hat, wenn man Fisch und Gemüse mit hohen Omega-3-Konzentrationen isst. Unter den gesammelten Studien gab es lediglich drei, die dies untersuchten, und die konnten keinen nennenswerten Effekt nachweisen.

Dies ist wahrscheinlich die beste Übersichtsstudie, die es zu Omega-3-Nahrungsergänzungsmitteln gibt. Die Forscher betrachteten ausschließlich die nicht gesponserten und gut durchgeführten Studien. Zieht man von der Nahrungsergänzungsmittel herstellenden Industrie finanzierte Studien mit heran, dann lässt sich sehr wohl eine günstige Wirkung auf die Gesundheit feststellen. Aufgrund der finanziellen Interessen sind solche Schlussfolgerungen jedoch weniger verlässlich.

STUDIE IM CHECK
Abdelhamid A.S., Brown T.J., Brainard J.S. u.a. Omega-3 fatty acids for the primary and secondary prevention of cardiovascular disease. Cochrane Database of Systematic Reviews. Online veröffentlicht am 18. Juli 2018.

Zu Omega-3-Nahrungsergänzungsmitteln – in der Regel als „Fischölkapseln“ verkauft – gibt es ausreichend viele unabhängige Studien, um schlussfolgern zu können, dass sie keinen nachgewiesenen Effekt auf die Gesundheit haben.

Ob es ausreicht, stattdessen viel fetten Fisch und Pflanzenöle, insbesondere Rapsöl, zu essen, um Herzerkrankungen zu verhindern, ist unwahrscheinlich. Mit gesunder Ernährung allein lassen sich vermutlich keine Herz- und anderen Krankheiten vermeiden, denn bei ihrer Entstehung spielen alle Lebensgewohnheiten eine Rolle (Rauchen, Trinken, Bewegung ...), und außerdem Stress und familiäre Veranlagung.

Zweifelsohne sind Omega-3-Fettsäuren für den Menschen essenziell, es macht also durchaus Sinn, darauf zu achten, eine ausreichende Menge durch die Nahrung aufzunehmen.

ERGEBNIS DES STUDIENCHECKS

Omega-3-Nahrungsergänzungsmittel, die in der Regel als Fischölkapseln verkauft werden, haben keinen einzigen nachweislichen Effekt auf die Gesundheit; sie können weder Herzkrankheiten oder Schlaganfälle vermeiden noch das Leben verlängern, wie eine gut durchgeführte, unabhängige Übersichtsstudie zeigt.

+++ ENTSTEHEN DEPRESSIONEN IM DARM? +++

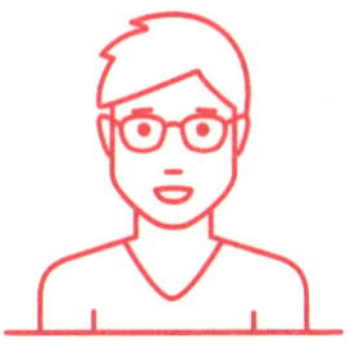

Michael Mosley, Moderator verschiedener Wissenschaftsprogramme bei der BBC, zeigt sich sehr begeistert über das Darm-Mikrobiom. Das sind die ein bis zwei Kilogramm Bakterien, die unseren Darm bevölkern, auch bekannt als Darmflora. Dank genetischer Analysen von Stuhlproben (im Stuhl kann man das genetische Material dieser Mikroorganismen identifizieren) gelangen Wissenschaftler zu immer umfangreicheren Erkenntnissen über die Bakterienstämme, die friedlich in unserem Darmtrakt hausen. In den letzten Jahren nahm die Erforschung dieses Mikrobioms plötzlich sehr rasch konkrete Formen an und man schreibt ihm allerlei Auswirkungen auf die Gesundheit zu. Nach Mosley produzieren Darmbakterien Stoffe, die unsere Stimmung beeinflussen und eine beruhigende Funktion ausüben. Das ist nur eine der Behauptungen in seinem neuesten Buch „Clever essen für den Darm". Gesunde Ernährung soll einen positiven Effekt auf unsere Darmflora haben, die offenbar Signale an Botschafterstoffe im Gehirn sendet, die dazu führen, dass wir uns besser fühlen. Umgekehrt soll ungesunde Nahrung wie Junkfood die Stimmung in negativem Sinn beeinflussen und eine Depression hervorrufen können.

Mit diesem neuen Buch hat Mosley nicht etwa sein Debüt abgeliefert. Schon zuvor schrieb er andere Ernährungsbücher wie „Die 8-Wochen-Blutzucker-Diät" und „The Fast Diet – Das Original: 5 Tage essen, 2 Tage fasten". Seine Bücher bringt der bekannte BBC-Moderator selbst an Mann und Frau. Sein neuestes Buch schwimmt auf der Erfolgswelle des Mikrobioms mit.

STUDIE IM CHECK
Mosley M. (2018). Clever essen für den Darm, München, Goldmann Verlag.

Dass die Zusammensetzung unserer Darmflora eine Auswirkung auf die Gesundheit hat, steht außer Frage. Doch wie unsere Darmbakterien den Körper gesund halten, stützt sich vorläufig noch auf Vermutungen. Nicht jeder Mensch hat die gleiche Darmflora: Es gibt große individuelle Unterschiede, was es schwierig macht, die Auswirkungen des Mikrobioms auf die Gesundheit zu untersuchen. Der Einfluss von Darmbakterien auf die Gesundheit wurde bereits intensiv untersucht und es gibt besonders viele Theorien dazu: Die Darmflora soll eine Auswirkung auf Asthma, auf Verhaltensprobleme bei Kleinkindern, auf Fettleibigkeit und so weiter haben. Eine heilsame Wirkung einer Änderung der Darmflora (mithilfe einer Stuhltransplantation) wurde bislang lediglich bei einer hartnäckigen Diarrhö nachgewiesen, die von dem resistenten Bakterium Clostridium difficile verursacht wird. Darüber hinaus ist nichts bewiesen, schon gar nicht der Einfluss der Darmflora auf Stimmung oder Depressionen.

Mosleys Buch „Clever essen für den Darm“ stimmt im Großen und Ganzen mit der Mittelmeerdiät überein, die als gesund gilt. Man könnte es also auch getrost „Clever essen für das Herz“ oder „Clever essen für das Hirn“ nennen. Die Eigenart der „cleveren Darmdiät“ ist, dass sie fermentierte Nahrung (die lebende Bakterien enthält) hinzufügt.

ERGEBNIS DES STUDIENCHECKS

Zurzeit gibt es keinen einzigen Beweis dafür, dass Depressionen im Darm oder in der Darmflora entstehen. Diese Hypothese ist auch besonders schwierig zu untersuchen. Mosleys neuestes Buch „Clever essen für den Darm“ schwimmt auf der Erfolgswelle des Mikrobioms mit, für das viel Interesse besteht. Zum Glück stimmt diese „neue Diät“ zum größten Teil mit der mediterranen Küche überein, die wunderbar gesund ist.

+++ HALBIEREN WALNÜSSE DAS RISIKO AUF DIABETES TYP 2? +++

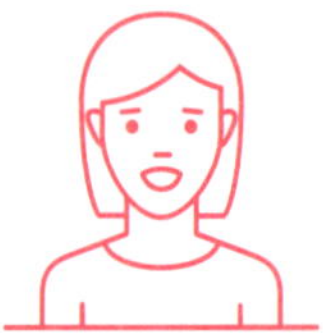

Die Daten dieser neuen Studie stammen aus einer langfristig angelegten Überprüfung des Nahrungsmittelkonsums der amerikanischen Bevölkerung, die regelmäßig durchgeführt wurde. Für die neue Teilstudie wurden die Daten von 34 121 erwachsenen Amerikanern ausgewählt, die diese Umfrage mindestens einmal (manche zweimal) zwischen 1999 und 2014 ausgefüllt haben. Die Probanden sollten 24 Stunden lang notieren, was und wie viel sie aßen und tranken. Die Wissenschaftler überprüften, wie viele Menschen Nüsse gegessen hatten und unterteilten diese Gruppe weiter in mehrere Kategorien: Walnüsse, Walnüsse mit anderen Nüssen, andere Nüsse ohne Walnüsse. Außerdem wurde überprüft, welche Personen an Diabetes Typ 2 litten. Bei den Personen, die in den fraglichen 24 Stunden Walnüsse gegessen hatten, war das Risiko, an Diabetes Typ 2 zu erkranken, bei der Hälfte der Testpersonen geringer im Vergleich zu denen, die keine Nüsse gegessen hatten (4,5 Prozent Diabetiker in der Walnussgruppe und 9,4 Prozent in der Nicht-Nuss-Gruppe). Daraus leiten die Forscher einen positiven Effekt des Walnusskonsums auf das Risiko einer Erkrankung an Diabetes Typ 2 ab.

Diese Studie weist viele Schwachpunkte auf: Es geht um eine Momentaufnahme, bei der die Wissenschaftler eine Assoziation zwischen Walnusskonsum und Diabetes Typ 2 fanden, aber eine Assoziation ist noch lange kein ursächlicher Zusammenhang.

STUDIE IM CHECK
Arab L., Dhaliwal S.K., Martin C.J. u.a. Association between walnut consumption and diabetes risk in NHANES. Diabetes/Metabolism Research and Reviews. Online veröffentlicht am 21. Juni 2018.

Es wurde nicht ermittelt, was die Personen sonst noch gegessen hatten. Ein einziges Lebensmittel, in diesem Fall Walnüsse, kann an sich nie vor einer Krankheit schützen. Das Gesamternährungsbild zählt. Möglicherweise essen Menschen mit gesunden Ernährungsgewohnheiten im Durchschnitt mehr Nüsse, darunter auch Walnüsse.

Außerdem ist nicht gesagt, dass die Personen, die an dem Tag, als sie die Umfrage ausfüllten, drei Esslöffel Walnüsse zu sich genommen hatten, tatsächlich jeden Tag solche Mengen an Walnüssen essen. Umgekehrt – wer am Tag der Umfrage keine Walnüsse aß, hat aber womöglich an anderen Tagen welche gegessen.

Und – ein nicht ganz unwichtiges Detail – diese Studie wurde von einem Walnuss vertreibenden Unternehmen aus Kalifornien finanziert, das sicherlich höchstes Interesse daran hat, dass Walnüsse in den Medien gut wegkommen.

ERGEBNIS DES STUDIENCHECKS

Walnüsse sind ein gesundes Lebensmittel und Teil einer gesunden Ernährungsweise. Wer gesundheitsbewusst isst, hat ein geringeres Risiko, an Diabetes Typ 2 zu erkranken. Dass jedoch Walnüsse allein diesen günstigen Effekt haben, ist unwahrscheinlich. Übrigens wurde diese Studie von einem Unternehmen gesponsert, das Walnüsse vertreibt. Und auch dieser Hinweis sei gestattet: Drei Esslöffel Walnüsse enthalten eine beträchtliche Menge an Kalorien.

+++ BESCHÄDIGT ALKOHOL DIE DNA? +++

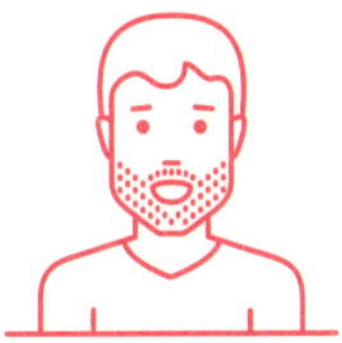

Es gibt einen Zusammenhang zwischen einem hohen Alkoholkonsum und bestimmten Krebsarten, eine schlüssige Erklärung dafür fehlt jedoch noch. Allerdings gibt es einen Verdächtigen, den Stoff Acetaldehyd, ein Abbauprodukt von Alkohol. Schon früher wurde nachgewiesen, dass Acetaldehyd das Zellwachstum in Petrischalen stört.

In dieser neuen Studie führten Wissenschaftler der University of Cambridge eine Reihe von Experimenten an Mäusen durch. Der menschliche Körper verfügt über ein Enzym, das Acetaldehyd neutralisiert: ALDH2. Wer dieses Enzym nicht produziert (und das sind nicht wenige Menschen, vor allem in Ostasien), verträgt Alkohol weniger gut. Neben ALDH2 gibt es einen zweiten Schutzmechanismus, ein Eiweiß namens FANCD2, das von Acetaldehyd verursachte Schäden einschränken kann. Die Forscher züchteten genetisch manipulierte Labormäuse: Bei einigen fehlte dadurch das Enzym ALDH2, bei anderen das Eiweiß FANCD2. Alle Mäuse, auch eine Kontrollgruppe, erhielten eine verdünnte Menge Alkohol. Mäuse ohne ALDH2 stellten die Produktion neuer Blutzellen ein, weil die DNA der Stammzellen, die dafür zuständig sind, vom Alkohol beschädigt worden war. Dasselbe galt für die Mäuse ohne FANCD2. Anschließend wurden die beschädigten Stammzellen der Labormäuse in Kontrollmäuse transplantiert, wodurch Letztere auch weniger Blutzellen produzierten. Die wenigen Blutzellen, die doch produziert wurden, wiesen außerdem DNA-Schäden (Mutationen) auf.

Daraus schlossen die Wissenschaftler, dass das Enzym ALDH2 eine wichtige Rolle für das Auftreten von DNA-Schäden bei Mäusen nach Verabreichung von Alkohol spielt. Ein Fehlen dieses Enzyms bietet möglicherweise eine Erklärung für den Zusammenhang zwischen Alkohol und Krebs.

STUDIE IM CHECK
Garaycoechea J.I., Crossan G.P., Langevin F. u.a. Alcohol and endogenous aldehydes damage chromosomes and mutate stem cells. Nature. Online veröffentlicht am 3. Januar 2018.

Es handelt sich um eine Studie an Labormäusen, deren Ergebnisse man nicht einfach so auf Menschen übertragen kann. Ethisch ist es jedoch nicht vertretbar, eine solche Studie an Menschen durchzuführen. Es ist auch nicht undenkbar, dass der ALDH2-Mechanismus der fehlende Zusammenhang ist, der erklärt, warum Alkohol bestimmte Krebsarten verursachen kann. In dem Fall reagieren vor allem Menschen, die dieses Enzym nicht produzieren, empfindlich auf Alkohol.

ALDH2-Mangel kommt oft vor. Schätzungen zufolge sollen weltweit 540 Millionen Menschen wenig oder kein ALDH2 produzieren. Erröten nach Alkoholkonsum ist ein Symptom, das darauf verweist. Eine Studie aus dem Jahr 2009 fand einen Zusammenhang zwischen Menschen, die leicht erröten, wenn sie Alkohol getrunken haben und Speiseröhrenkrebs. Damals gab es dafür keine Erklärung. Mit dieser neuen Studie wurde der Zusammenhang geklärt.

ERGEBNIS DES STUDIENCHECKS

Forscher entdecken in Tierversuchen, warum Alkohol das Risiko einer Erkrankung an bestimmten Krebsarten erhöht. Die Erklärung soll mit dem Enzym ALDH2 zu tun haben, das belastende Nebenprodukte von Alkohol, die DNA-Schäden verursachen, beseitigt. Wer zu wenig ALDH2 hat, verträgt Alkohol vermutlich weniger gut. Ein Symptom für einen solchen Mangel ist Erröten nach dem Genuss von Alkohol.

+++ MACHT HAUSSTAUB DICK? +++

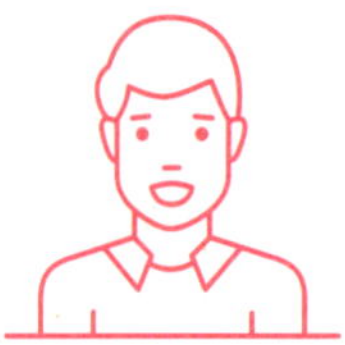

Amerikanische Forscher sammelten Staub aus verschiedenen Wohnungen und testeten den Effekt von Staubextrakten auf gezüchtete Mäusezellen. Tatsächlich stellte sich heraus, dass verschiedene Bestandteile der Staubproben die Mäusezelle dazu anregten, mehr Fett aufzubauen oder sich zu vervielfältigen. Die Wissenschaftler sehen in ihrer Schlussfolgerung eine Bedrohung der menschlichen Gesundheit durch Hausstaub.

Wissenschaftliche Studien an Versuchstieren können nützlich sein, um den schädlichen Effekt bestimmter Stoffe beim Menschen aufzuzeigen. Eine schädliche Wirkung bei Versuchstieren weist jedoch nicht notwendigerweise darauf hin, dass dieser Effekt auch beim Menschen auftritt (und umgekehrt). Mehrere Studien haben gezeigt, dass sogar die vielversprechendsten Befunde aus Tierversuchen beim Menschen oft nicht reproduzierbar sind. Weniger als 10 Prozent derartiger Studien führen zu konkreten medizinischen Anwendungen. In der neuesten Studie, die hier besprochen wird, geht es nicht einmal um Versuchstiere, sondern um gezüchtete Mäusezellen. Der Schritt zur Übertragung der Befunde auf den Menschen ist damit noch größer.

STUDIE IM CHECK
Kassotis C.D. u.a. Characterization of Adipogenic Activity of House Dust Extracts and Semi-Volatile Indoor Contaminants in 3T3-L1 Cells. Environ Sci Technol. 12. Juli 2017.

In der Zusammenfassung ihrer Studie sorgen sich die Wissenschaftler vor allem um die Auswirkungen von Hausstaub auf Kinder. Amerikanische Behörden nehmen an, dass diese täglich 50 Milligramm Hausstaub „schlucken".

In der britischen Presse war die Rede von einer „bahnbrechenden" Forschung, die zeige, dass Hausstaub Menschen dick macht. Deutsche Medien berichteten nuanciert über diese wissenschaftliche Neuigkeit.

ERGEBNIS DES STUDIENCHECKS

Es ist nicht ausgeschlossen, dass Hausstaub Produkte enthält, die beim Menschen die Fettproduktion anregen. Mit dem notwendigen Vorbehalt weist diese Studie dies an gezüchteten Mäusezellen nach. Ob hier von einem neuen Gesundheitsrisiko für den Menschen gesprochen werden kann, wie die Forscher nahelegen, wurde nicht nachgewiesen.

+++ SIND TOMATEN GUT FÜR DIE LUNGE? +++

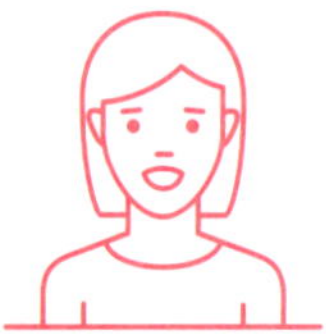

Je älter wir werden, desto stärker lässt unsere Lungenfunktion nach. Die Geschwindigkeit, mit der dies geschieht, hängt von vielen Faktoren ab. In einer Studie, die über zehn Jahre lief, gingen Forscher der Frage nach, ob auch Ernährung einen Einfluss auf die Verschlechterung der Lungenfunktion hat. An der Studie nahmen 680 Erwachsene aus drei europäischen Ländern teil. Alle verfügten über eine gute Lungenfunktion. Zu Beginn der Studie wurden Daten zu ihrem Lebensstil und ihren Ernährungsgewohnheiten gesammelt. Die Lungenfunktion wurde zu Beginn und nach zehn Jahren gemessen. Durch die statistische Verarbeitung dieser Daten konnten die Forscher einen möglichen Zusammenhang prüfen.

Die Wissenschaftler schlussfolgern, dass die Lungenfunktion bei den Teilnehmern, die am meisten

Obst (vor allem Äpfel) und Tomaten essen sowie Kräutertee trinken, am langsamsten nachlässt. Weitere Analysen zeigen, dass diese Auswirkungen nur bei ehemaligen Rauchern wahrgenommen werden. Bei Rauchern und bei Menschen, die noch nie geraucht hatten, gab es keinerlei Zusammenhang zwischen Ernährung und Lungenfunktion.

Obst, Tomaten und Kräutertee enthalten viele Antioxidantien. Diese sollen dank ihrer entzündungshemmenden Wirkung einen positiven Effekt auf die Lungenfunktion haben. In ihrer Studie sind die Forscher auch der Frage nachgegangen, ob es einen Zusammenhang zwischen spezifischen Vitaminen mit antioxidativer Wirkung (Retinol, Betacarotin, Vitamin C, D und E) und der Lungenfunktion gibt. Sie konnten keinen solchen Zusammenhang feststellen.

Auch frühere Studien zeigen widersprüchliche Ergebnisse. Verschiedene Folgestudien, bei denen eine große Gruppe von Menschen über einen längeren Zeitraum hinweg begleitet wurde, zeigen, dass ein hoher Konsum von Obst und Gemüse mit einer besseren Lungenfunktion einhergeht. Schaut man auf der Ebene der individuellen Antioxidantien wie beispielsweise Vitamin E, dann sind die Ergebnisse weniger eindeutig: Manche Studien weisen einen positiven Effekt nach, während andere keinen Zusammenhang aufzeigen können. Auch klinische Studien, bei denen Nahrungsergänzungsmittel mit Antioxidantien verwendet werden, geben keine klare Antwort. Betacarotin-Ergänzungsmittel erhöhen möglicherweise sogar die Wahrscheinlichkeit von Lungenkrebs. Daher ist es auch sinnlos, Nahrungsergänzungsmittel mit Antioxidantien zur Verbesserung der Lungenfunktion einzunehmen.

STUDIE IM CHECK
Garcia-Larsen V., Potts J.F., Omenaas E. u. a. Dietary antioxidants and 10-year lung function decline in adults from the ECRHS survey. Eur Respir J 2017; 50: 1602286.

Es kann natürlich nicht schaden, ausreichend Obst und Gemüse zu essen. Sich dabei auf Äpfel und Tomaten zu konzentrieren, ist allerdings nicht notwendig. Die Forscher haben lediglich den Zusammenhang anhand einer kleinen Auswahl von Obst und Gemüse überprüft. Welchen Effekt zum Beispiel eine Kiwi hat, wurde außer Acht gelassen.

ERGEBNIS DES STUDIENCHECKS

Möglicherweise hat Obst und Gemüse, das viele Antioxidantien enthält, einen positiven Effekt auf die Lungenfunktion. In welchem Maß und bei wem diese Auswirkungen wichtig sind, muss erst noch weiter untersucht werden.

+++ TAUGT KAFFEE ALS MEDIZIN BEI DIABETES? +++

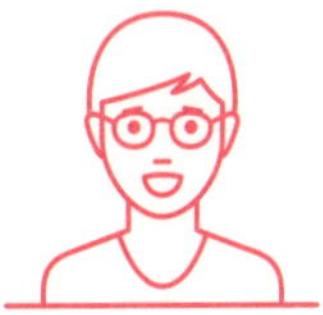

Wissenschaftler sind ständig auf der Suche nach besseren Medikamenten. So auch bei der Behandlung von Diabetes Typ 2. Ein bestimmter Medikamententyp für diese Patienten, die GLP-1-Rezeptor-Agonisten, stimulieren die Bauchspeicheldrüse zur Produktion von Insulin. Nachteil dieser Medikamente ist, dass sie mehrfach am Tag gespritzt werden müssen.

Zellbiologen aus der Schweiz haben sich dafür eine Lösung ausgedacht. Sie haben Zellen mit synthetischer DNA hergestellt, die GLP-1 produzieren. Diese Zellen werden in den Körper eingebracht. Weil sie nicht beständig GLP-1 produzieren dürfen, haben die Wissenschaftler die Zellen mit einem „Schloss“ versehen. Wird das Schloss geöffnet, produziert die Zelle GLP-1 und regt die Bauchspeicheldrüse dazu an, Insulin herzustellen. Der Schlüssel zur Öffnung des Schlosses ist Koffein.

Das heißt, wenn Kaffee oder andere koffeinhaltige Getränke aufgenommen werden, werden die Zellen aktiviert und die Insulinmenge im Körper steigt. Das soll einen positiven Effekt auf die Regulierung des Blutzuckergehalts bei Diabetes haben.

Zur Überprüfung dieser These haben die Wissenschaftler verschiedene Experimente bei Mäusen (mit und ohne Diabetes) durchgeführt. Die kurzfristigen Ergebnisse sind positiv und weisen nach, dass die Diabetesmäuse mit den Spezialzellen nach Aufnahme von Kaffee tatsächlich mehr GLP-1 und Insulin produzieren. Auch ihr Blutzuckerspiegel war nach zwei Wochen besser reguliert als bei Diabetesmäusen ohne diese Spezialzellen.

STUDIE IM CHECK
Bojar D., Scheller L., Hamri G.C., Xie M. & Fussenegger M. (2018). Caffeine-inducible gene switches controlling experimental diabetes. Nature Communications, 9(1), 2318.

Zwischen den Ergebnissen der Mäusestudie und der brauchbaren Anwendung auf Menschen liegt noch eine gewaltige Kluft. Zunächst müssen sich die Resultate dieser Studie in anderen Tierversuchen bestätigen. Erst dann kann daran gedacht werden, sie am Menschen zu testen (was dann auch wieder mehrere Jahre dauern wird). Und wenn sich herausstellt, dass das System von Spezialzellen mit Koffein auch bei Menschen funktioniert, und die kurz- und langfristigen Nachteile akzeptabel sind, kann das Produkt auf den Markt gebracht werden.

Wir können uns dabei die Frage stellen, ob es eine gute Idee ist, Kaffee und andere koffeinhaltige Getränke als Schlüssel zu verwenden und sie auf diese Weise zu medikalisieren. Die Wissenschaftler haben sich für Koffein entschieden, weil es leicht herzustellen ist, weitverbreitet verwendet wird und sicher ist. Es wird jedoch eine echte Herausforderung, immer die richtige Dosis Koffein zu sich zu nehmen. Unbesorgt eine Tasse Kaffee zu genießen, ist dann nicht mehr drin! Einerseits wird man jeden Tag Kaffee trinken müssen, um die Spezialzellen anzuregen – aber andererseits darf auch nicht zu viel Kaffee getrunken werden, um eine Überstimulation zu vermeiden. Ob das dann so viel besser ist als jeden Tag eine Pille zu schlucken oder eine Spritze zu setzen, sei dahingestellt.

ERGEBNIS DES STUDIENCHECKS

Es sieht nicht danach aus, als würden die Spezialzellen in Kombination mit Koffein im Lauf der nächsten Jahre als Medikamente für Diabetes Typ 2 auf den Markt kommen. Und vielleicht auch zum Glück. So können Sie auch weiterhin unbesorgt Ihre Tasse Kaffee genießen!

+++ NIMMT MAN DURCH INTERMITTIERENDES FASTEN AB? +++

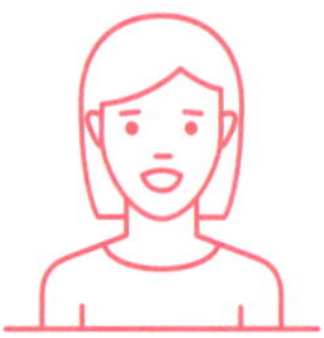

Die 5:2-Diät ist das bekannteste Beispiel für intermittierendes Fasten: An 5 Tagen pro Woche kann man alles essen, was man möchte, und an 2 Tagen isst man nur sehr wenig (weniger als 25 Prozent des normalen Kalorienbedarfs). Eine Variante ist, einige Stunden gar nicht zu essen: beispielsweise nichts mehr nach 18 Uhr und das bis zum nächsten Tag um 10 Uhr durchzuhalten. Wissenschaftler untersuchten den Effekt der 16:8-Diät (acht Stunden essen und 16 Stunden fasten) auf das Gewicht von 23 fettleibigen Amerikanern, die diese Diät zwölf Wochen lang befolgten. Die Teilnehmer hatten einen Body-Mass-Index (BMI) von mindestens 30, führten zuvor einen eher sitzenden Lebensstil (weniger als 7500 Schritte pro Tag), waren aber ansonsten gesund. Zwischen 10 und 18 Uhr durften sie alles essen und trinken, bis auf Getränke ohne Kalorien (Tee, Light-

Getränke und Wasser). Nach zwölf Wochen hatten sie durchschnittlich 3 Prozent Gewicht verloren: Von durchschnittlich 95 Kilo sank das Gewicht im Durchschnitt auf 92 Kilo. Auch der obere Blutdruckwert verringerte sich leicht. Eine Kontrollgruppe, bestehend aus 31 adipösen Personen, die keine Diät machten, blieb auf ihrem Gewicht. Die Forscher schließen daraus, dass intermittierendes Fasten in Form der 16:8-Diät zum Abnehmen ohne Kalorienzählen führt und möglicherweise eine günstige Auswirkung auf den Blutdruck hat.

STUDIE IM CHECK
Gabel K., Hoddy K.K., Haggerty N. u.a. Effects of 8-hour time restricted feeding on body weight and metabolic disease risk factors in obese adults: A pilot study. Nutrition and Healthy Aging. Online veröffentlicht am 15. Juni 2018.

Mit lediglich 23 fettleibigen und überwiegend weiblichen Testpersonen ist diese Studie sehr begrenzt. Das Ergebnis nach zwölf Wochen intermittierenden Fastens (acht Stunden essen, was man will, und dann 16 Stunden nichts essen) ist dürftig: nur drei Kilogramm oder in dieser Gruppe 3 Prozent Gewichtsverlust. Bei einer gesunden Ernährungsweise in Kombination mit mehr körperlicher Bewegung kann man im Prinzip mehr Gewicht verlieren, ca. ein halbes Kilo pro Woche (sechs Kilogramm in zwölf Wochen). Mit der 16:8-Diät darf man zwar acht Stunden lang alles essen, was man möchte, aber nach 18 Uhr überhaupt nichts mehr, was nicht leicht ist. Es ist auch nicht sicher, ob sich die Versuchspersonen daran gehalten haben – das wurde nie kontrolliert.

ERGEBNIS DES STUDIENCHECKS

Amerikanische Wissenschaftler untersuchten den Effekt einer neuen intermittierenden Form des Fastens, auch Fasten mit Zwischenpausen genannt, nämlich acht Stunden lang alles essen, was man möchte, und im Anschluss 16 Stunden lang gar nichts. Die Versuchspersonen verloren in zwölf Wochen 3 Prozent Gewicht, was tatsächlich ein eher schlechtes Ergebnis ist.

+++ BEEINFLUSST DIE ERNÄHRUNG DAS EINSETZEN DER WECHSELJAHRE? +++

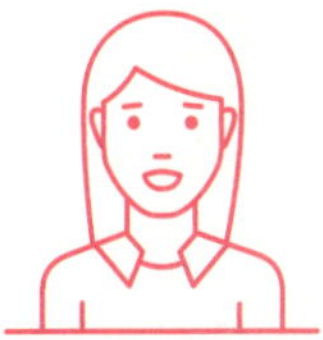

Der Zeitpunkt des Eintritts der Wechseljahre beeinflusst den späteren Gesundheitszustand einer Frau. Eine vorzeitige Menopause soll die Wahrscheinlichkeit von Osteoporose, Depressionen und Herz-Kreislauf-Erkrankungen erhöhen. Eine späte Menopause dagegen lässt das Brust- und Eierstockkrebsrisiko ansteigen.

Forscher der University of Leeds sind der Frage nachgegangen, ob Ernährung einen Einfluss darauf hat, in welchem Alter die Wechseljahre eintreten. Hierzu nutzten sie die Daten der UK Women's Cohort Study. Während der vierjährigen Laufzeit dieser Studie kamen 914 Frauen (von insgesamt 14 172) in die Menopause.

Die Forscher verknüpften die Ernährungsdaten dieser Frauen mit dem Alter, in dem ihre Menopause eintrat. Die statistische Analyse zeigt, dass eine tägliche Portion (90 Gramm) fetter Fisch den Eintritt der Menopause um 3,3 Jahre herauszögert. Auch Hülsenfrüchte sollen einen verlangsamenden Effekt haben (0,9 Jahre). Eine tägliche Portion (210 Gramm) weißer Reis oder Nudeln soll die Menopause dagegen um 1,5 Jahre früher eintreten lassen.

Wann die Wechseljahre eintreten, hängt von mehreren Einflüssen ab, darunter genetische Faktoren, aber auch Umgebungsfaktoren wie Rauchen, Gewicht und die soziale Schicht. Dieser neuen Studie zufolge soll auch die Ernährung eine Rolle spielen. Einige wenige andere Studien haben einen solchen Zusammenhang aufgezeigt.

Die Ergebnisse dieser Studie sind jedoch alles andere als eindeutig. So soll der neuen Studie zufolge Fisch den Eintritt der Menopause verzögern, während andere Studien nachweisen, dass Fisch das Eintreten der Menopause beschleunigt. Auch die Effekte anderer Nahrungsmittel auf den Zeitpunkt des Eintritts in die Menopause sind heutzutage unzureichend wissenschaftlich untermauert.

STUDIE IM CHECK
Dunneram Y., Greenwood D.C., Burley V.J. & Cade J.E. (2018). Dietary intake and age at natural menopause: results from the UK Women's Cohort Study. J Epidemiol Community Health, jech-2017.

Dasselbe gilt auch für die Mechanismen, die dahinterstecken und einen möglichen Zusammenhang erklären können. Auch diese sind unzureichend bekannt. Und schließlich ist es nicht eindeutig, welchen Einfluss dies letzten Endes auf die Gesundheit der Frau hat.

ERGEBNIS DES STUDIENCHECKS

Es macht durchaus Sinn, Hülsenfrüchte und Fisch regelmäßig auf den Speiseplan zu setzen und damit einer gesunden Ernährung zu folgen. Ob das den Eintritt der Menopause verzögert, ist jedoch unklar.

+++ IST ES VERANLAGUNG, WO WIR FETT ANSETZEN? +++

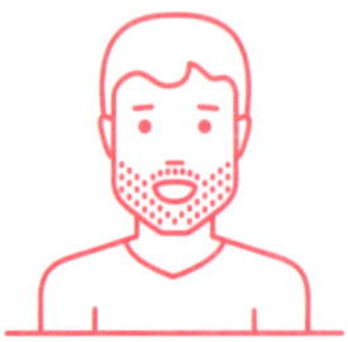

Studien zu den Effekten des Mikrobioms (unter anderem alle Bakterien, die im Darmtrakt leben) sind beliebt, vor allem, wenn sie die Auswirkungen des Mikrobioms auf Übergewicht erforschen. Diese internationale Studie wurde zum Teil von Unternehmen gesponsert, die das Mikrobiom lancieren möchten. Die Wissenschaftler wollten herausfinden, welche Auswirkung unsere Darmbakterien auf das Ansetzen von Fett im Bauchbereich haben. Dazu sammelten sie Stuhlproben von mehr als 300 britischen Zwillingspaaren, die im Durchschnitt 65 Jahre alt waren. Die Analyse von Stuhlproben, in denen sich genetisches Material von Bakterien befindet, verrät, wie sich die Darmflora zusammensetzt. Außerdem scheiden Bakterien, die bei der Fettverbrennung eine Rolle spielen, auch Substanzen aus. Darmbakterien helfen bei der Verdauung von

Nährstoffen. Einige dieser bakteriellen Substanzen sollen an der Fettverdauung und der Fettablagerung im Körper beteiligt sein.

Bei den teilnehmenden Zwillingspaaren fanden die Forscher einen Zusammenhang zwischen dem Auftreten bestimmter bakterieller Substanzen und dem Vorhandensein von Fett, das sich am Bauch abgelagert hatte. Weil die in den Stuhlproben gefundenen Bakterien bei den Zwillingen wenig Übereinstimmungen zeigten, konnten sie auch schlussfolgern, dass Gene bei der Zusammensetzung der Darmflora nur eine minimale Rolle spielen.

Diese Studie zeigt vor allem, dass noch viele Untersuchungen notwendig sind, um die Auswirkungen des Mikrobioms im Darm auf das Vorhandensein von Fettablagerungen am Bauch zu verstehen. Insgesamt wurden 102 bakterielle Substanzen mit Fettansatz am Bauch in Zusammenhang gebracht. Ob die Präsenz der übereinstimmenden Bakterien ursächlich dafür verantwortlich ist, wo wir Fett am Körper ansetzen, kann diese Studie jedoch nicht nachweisen. Zur Verfeinerung dieser Studie fehlen Informationen zu den Essgewohnheiten der Teilnehmer.

STUDIE IM CHECK
Zierer J., Jackson M.A., Kastenmüller G. u.a. The fecal metabolome as a functional readout of the gut microbiome. Nature Genetics. Online veröffentlicht am 28. Mai 2018.

Die Studie findet wenig Übereinstimmung bei den Darmbakterien von Zwillingen. Das ist ein Hinweis darauf, dass der genetische Einfluss begrenzt sein wird.

Verschiedene Unternehmen suchen nach Methoden, durch die Beeinflussung von Darmbakterien (beispielsweise mit Probiotika) Übergewicht zu bekämpfen. Auch in dieser Studie geht es im Wesentlichen darum. Bislang hat eine solche Untersuchung außer theoretischer Erkenntnis wenig erbracht. Wer kein Fett am Bauch ansetzen möchte, sollte am besten auf seine Ernährung und ausreichend Bewegung achten.

ERGEBNIS DES STUDIENCHECKS

Forscher fanden wenig Übereinstimmung in der Zusammensetzung von Stuhlproben bei Zwillingen, was darauf hinweist, dass das Mikrobiom (die Darmflora) wenig durch Gene bestimmt wird, sondern vermutlich vor allem mit der Ernährung zusammenhängt. Sie fanden auch einen Zusammenhang zwischen bestimmten Bakterienarten und Fettansatz am Bauch, aber es ist nicht klar, ob dieser Zusammenhang überhaupt von Bedeutung ist.

+++ SIND MULTIVITAMIN-PRÄPARATE GELDVERSCHWENDUNG? +++

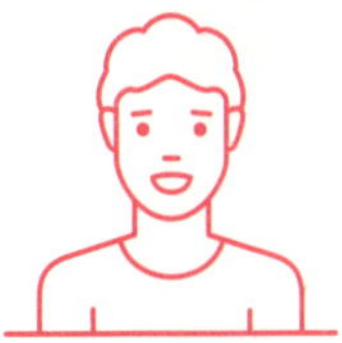

Dieser Bericht stützt sich auf eine Übersichtsstudie, die eine internationale Forschergruppe erstellt hat. Sie sammelten Ergebnisse früherer Studien, die wissen wollten, welche Rolle Vitamin- und Mineralstoffpräparate bei der Prävention und Behandlung von Herz-Kreislauf-Erkrankungen spielen. Dabei wurde auch ihr Effekt auf die Sterblichkeitsrate untersucht.

Hierfür durchforsteten die Wissenschaftler verschiedene Datenbanken nach Studien, die zwischen 2012 und 2017 veröffentlicht wurden. Insgesamt identifizierten sie 179 individuelle randomisierte kontrollierte Studien. Diese wissenschaftliche Studienmethode gilt als sehr verlässlich. Nach der Zusammenstellung aller Ergebnisse analysierten sie den individuellen Effekt spezifischer Vitamine und Mineralstoffe wie Vitamin A, B1, B2, B3 (Niacin), C, D und Folsäure. Auch Mineralstoffe wie Kalzium, Eisen, Zink und Magnesium wurden evaluiert. Außerdem untersuchten sie die Wirkung von Kombinationspräparaten. Und schließlich bestimmten sie die Wahrscheinlichkeit einer Herz-Kreislauf-Erkrankung und eines vorzeitigen Todes jedweder Ursache.

Diese Übersichtsstudie schlussfolgert, dass die Vitaminpräparate und Nahrungsergänzungsmittel, die am häufigsten verwendet werden, keinen nennenswerten Effekt auf die Vermeidung einer Herz-Kreislauf-Erkrankung oder auf eine niedrigere Sterblichkeit haben. Die Wirkung von Folsäure fiel unterschiedlich aus. Ergebnisse aus sieben randomisierten kontrollierten Studien zeigten, dass Folsäure die Wahrscheinlichkeit eines Schlaganfalls um 20 Prozent und von Herz-Kreislauf-Erkrankungen um 17 Prozent verringerte.

STUDIE IM CHECK
Jenkins D.J.A., Spence J.D., Giovannucci E.L. u.a. Supplemental Vitamins and Minerals for CVD Prevention and Treatment. Journal of the American College of Cardiology. Online veröffentlicht am 28. Mai 2018.

Die Ergebnisse dieser Übersichtsstudie zeigen, dass beliebte Vitamin- und Mineralstoffpräparate weder einen Nutzen bei der Vorbeugung von Herz-Kreislauf-Erkrankungen noch bei der Vorbeugung eines vorzeitigen Todes im Allgemeinen bieten.

Nichtsdestotrotz ließ sich ein verringertes Schlaganfallrisiko feststellen, und zwar bei Verwendung von Folsäure allein, B-Vitaminen in Kombination mit Folsäure und den Vitaminen B6 und B12. Niacin (Vitamin B3) und Antioxidantien wurden mit einer erhöhten Sterblichkeitsrate assoziiert.

ERGEBNIS DES STUDIENCHECKS

(Multi-)Vitaminpräparate und Nahrungsergänzungsmittel mindern das Risiko einer Herz-Kreislauf-Erkrankung und eines vorzeitigen Todes nicht, so die Ergebnisse dieser Übersichtsstudie. Obwohl der Vorteil dieser Gruppe von Nahrungsergänzungsmitteln nicht nachgewiesen wurde, können manche Vitamine und Mineralien bei Menschen mit einem festgestellten Mangel durchaus angebracht sein. Wer keinen Mangel leidet, sollte lieber gesund essen als Vitamine und Mineralien zu schlucken.

+++ WERDEN DIE GESUNDHEITSFÖRDERNDEN EIGENSCHAFTEN VON NÜSSEN ÜBERSCHÄTZT? +++

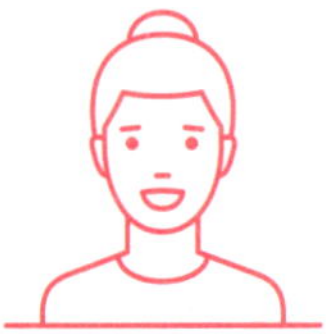

Forscher des Karolinska-Instituts in Schweden begleiteten 17 Jahre lang über 61000 erwachsene Schweden und sammelten ausführliche Daten zu ihrem Essverhalten und Lebensstil. Diejenigen, die jeden Tag eine Handvoll Nüsse aßen, hatten ein geringeres Risiko auf Herzinfarkt, Herzversagen, Herzrhythmusstörungen sowie Herzrasen oder Schlaganfall. Das hatten auch frühere Studien schon ergeben. Korrigierte man jedoch auf mögliche Einflussfaktoren, blieb lediglich das verringerte Risiko einer Tachykardie (Herzrasen) übrig. Die Nussesser lebten nämlich im Allgemeinen gesünder: Sie rauchten weniger, aßen mehr Obst und Gemüse, trieben häufiger Sport, waren schlanker und wirkten jünger.

Die Forscher schließen daraus, dass nicht die Nüsse an sich zu verminderten Risiken beitragen, sondern der insgesamt gesündere Lebensstil. Einzig ein leicht verringertes Risiko einer Tachykardie (Herzrasen) konnte bestätigt werden.

Gegen Nüsse ist nichts einzuwenden: Sie sind gesund und Teil einer ausgewogenen Ernährung, vorausgesetzt, man entscheidet sich für ungesalzene Nüsse ohne Knuspermantel oder Schokoladenhülle. Nüsse enthalten viel Fett (45 bis 70 Prozent, je nach Sorte), deswegen reicht eine Handvoll pro Tag aus.

STUDIE IM CHECK
Larsson S.C., Drca N., Björck M. u.a. Nut consumption and incidence of seven cardiovascular diseases. Heart. Online veröffentlicht am 16. April 2018.

Das gute Image von Nüssen wurde in den letzten Jahren möglicherweise in verschiedenen Studien überhöht, wobei auch immer wieder der Einwand kam, dass Nussesser womöglich allgemein einen gesünderen Lebensstil pflegten als Menschen, die wenig Nüsse essen. Diese schwedische Studie berücksichtigte zum ersten Mal eine umfängliche Liste möglicher Einflussfaktoren.

ERGEBNIS DES STUDIENCHECKS

Diese neue Studie zeigt, dass nicht die Nüsse als solche das Risiko auf Herz-Kreislauf-Erkrankungen verringern, sondern der insgesamt gesündere Lebensstil, den Nussesser im Allgemeinen pflegen. Im Rahmen einer ausgewogenen Ernährung empfiehlt die DGE, täglich eine Handvoll, also etwa 25 Gramm, ungesalzener Nüsse zu essen.

+++ VERMINDERT FAST FOOD DIE CHANCE, SCHWANGER ZU WERDEN? +++

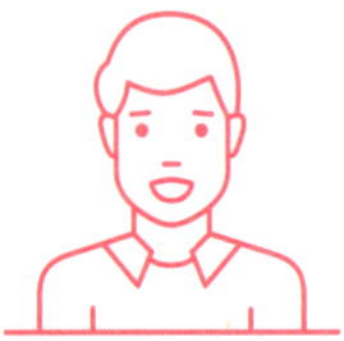

Forscher aus Australien, Neuseeland und Großbritannien sammelten die Daten von 5258 schwangeren Frauen. 94 Prozent von ihnen waren ohne Fruchtbarkeitsbehandlung schwanger geworden. Zwischen der 14. und der 16. Schwangerschaftswoche sollten die Frauen einen Fragebogen zu ihrem Essverhalten im Monat vor ihrer Schwangerschaft ausfüllen. Damit wollten die Wissenschaftler untersuchen, ob das, was die Frauen im Monat vor ihrer Schwangerschaft gegessen hatten, eine Auswirkung auf den Zeitpunkt ihrer Schwangerschaft hatte.

Im Durchschnitt wurden die Frauen in dieser Studie nach zwei Monaten des „Probierens“ schwanger. „Probieren“ wurde dabei als Sex ohne Verhütungsmittel mit dem Vater ihres zukünftigen Kindes definiert. 39 Prozent wurden nach einem Monat schwanger und bei acht Prozent dauerte es länger als ein Jahr. Im Allgemeinen dauerte es bei den Frauen, die in dem Monat vor der Schwangerschaft wenig Obst gegessen hatten, etwas länger, bevor sie schwanger wurden. Auch bei denjenigen, die wöchentlich Fast Food gegessen hatten, dauerte es etwas länger. Obstesserinnen wurden etwas schneller schwanger.

Der Unterschied zwischen den Obstesserinnen und denjenigen, die Fast Food konsumierten, war jedoch minimal: Bei den ungesunden Essgewohnheiten ließ die Schwangerschaft in der untersuchten Gruppe 0,4 bis 0,9 Monate länger auf sich warten, womit es sich um höchstens einige Wochen handelt. Dieser Unterschied war sogar so schwach, dass er nicht signifikant ist. Dennoch schlussfolgern die Wissenschaftler, dass Fast Food die Fruchtbarkeit von Frauen möglicherweise beeinträchtigen kann.

Die Schlagzeilen zu dieser Studie sind irreführend, denn es wird überhaupt nicht nachgewiesen, dass Fast Food das Risiko auf Unfruchtbarkeit erhöht. Die meisten Frauen in dieser Studie sind schnell schwanger geworden, ob sie nun viel Obst oder viel Fast Food gegessen hatten. Der kleine Unterschied zwischen Obst- und Fast-Food-Esserinnen kann zudem jede Menge andere Erklärungen haben wie zum Beispiel die Häufigkeit des Geschlechtsverkehrs oder (un-)gesunde Lebensgewohnheiten. Außerdem drehte sich der Frage-

STUDIE IM CHECK
Grieger J.A., Grzeskowiak L.E., Bianco-Miotto T. u.a. Pre-pregnancy fast food and fruit intake is associated with time to pregnancy. Human Reproduction. Online veröffentlicht am 4. Mai 2018.

bogen um die Essgewohnheiten in dem Monat, der einer Schwangerschaft vorausging, und wurde zwischen der 14. und 16. Schwangerschaftswoche ausgefüllt. Die Frauen sollten also schätzen – inklusive der entsprechenden Portionen –, was sie vier Monate zuvor gegessen hatten, was unmöglich genau sein kann. Darüber hinaus wurde nicht definiert, was genau mit Fast Food gemeint ist.

Das einzige Verdienst dieser Berichterstattung über diese Studie ist, dass sie Frauen, die schwanger werden wollen, dazu anregt, sich gesund zu ernähren, was immer empfehlenswert ist.

ERGEBNIS DES STUDIENCHECKS

Diese Studie kann weder nachweisen, dass es länger dauert, bis man schwanger wird, wenn man Fast Food isst, noch, dass man schneller schwanger wird, wenn man viel Obst isst. Die gefundenen Unterschiede waren viel zu klein (einige Wochen später schwanger wegen Fast Food). Das ändert jedoch nichts an der Tatsache, dass es immer besser ist, sich gesund zu ernähren und täglich ein paar Stücke Obst zu essen – auch, wenn man schwanger werden möchte.

+++ IST VEGETARISCHE ERNÄHRUNG GENAUSO GESUND WIE DIE MITTELMEERDIÄT? +++

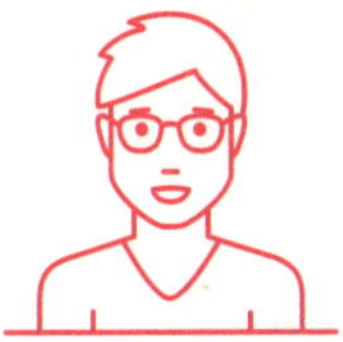

Eine Gruppe italienischer Wissenschaftler untersuchte den Effekt einer ovo-lacto-vegetarischen Ernährung auf das Gewicht und das Risiko einer Herz-Kreislauf-Erkrankung im Vergleich zu einer Mittelmeerdiät. Ovo-Lacto-Vegetarier meiden den Verzehr von Fleisch, Fisch und Geflügel, während Milchprodukte und Eier noch auf dem Speiseplan stehen.

An der Studie beteiligten sich 118 Erwachsene mit Übergewicht und einem leicht erhöhten Risiko einer Herz-Kreislauf-Erkrankung. Nach einer zweiwöchigen Eingewöhnungsphase teilte man die Probanden in zwei Gruppen ein. Die erste Hälfte ernährte sich drei Monate lang vegetarisch, die andere Hälfte befolgte eine Mittelmeerdiät. Nach drei Monaten tauschten die Gruppen. Vor und während der Testperioden wurden verschiedene Parameter festgehalten wie Gewicht,

Blutfette und die Menge an oxidativem Stress. Die Teilnehmer wurden bei der korrekten Befolgung ihrer Ernährungsweisen intensiv begleitet.

Letztendlich schlossen 100 Personen diese Studie ab. Die Ergebnisse zeigen uns, dass beide Ernährungsweisen gute Ergebnisse erzielen. Das Gewicht der Teilnehmer sank leicht (1,88 Kilogramm bei den Ovo-Lacto-Vegetariern und 1,77 Kilogramm bei der Mittelmeerdiät) und auch die Blutwerte verbesserten sich. Bei den Ovo-Lacto-Vegetariern sank vor allem der Wert des schlechten LDL-Cholesterins (-5,44 Prozent), während bei der Mittelmeerdiät die Triglyceride, auch ein Risikofaktor für Herz-Kreislauf-Erkrankungen, sanken (-5,91 Prozent). Beide Diäten sorgten für eine gleichartige Senkung von oxidativem Stress.

STUDIE IM CHECK
Sofi F., Dinu M., Pagliai G., Cesari F. u. a. (2018). Low-Calorie Vegetarian Versus Mediterranean Diets for Reducing Body Weight and Improving Cardiovascular Risk Profile: CARDIVEG Study (Cardiovascular Prevention With Vegetarian Diet). Circulation, CIRCULATION-AHA-117.

Die Forscher schließen daraus, dass sowohl eine ovo-lacto-vegetarische Ernährung als auch eine mediterrane Ernährungsweise einen positiven Effekt auf die Gesundheit haben.

Die meisten Studien, die den Effekt einer vegetarischen Ernährung auf die Gesundheit untersuchen, sind Folgeuntersuchungen, bei denen die Testpersonen eine Weile begleitet werden. Diese Studien und die Metaanalysen, die davon durchgeführt wurden, weisen auf einen positiven Zusammenhang hin. Mit einer solchen Studie ist es jedoch sehr schwierig, einen ursächlichen

Zusammenhang nachzuweisen. Dafür braucht man klinische Interventionsstudien, wie diese gut aufgebaute neue Studie. Die Ergebnisse bestätigen den positiven Zusammenhang und sorgen für eine bessere Untermauerung der Behauptung, eine vegetarische Ernährungsweise könne das Risiko einer Herz-Kreislauf-Erkrankung senken.

Vor allem bestätigen die Ergebnisse, dass eine gesunde Ernährungsweise recht solide Ergebnisse liefern kann. Ob diese Ernährungsweise eine kleine Portion Fleisch oder andere tierische Produkte beinhaltet oder nicht, scheint weniger relevant. Wichtiger ist, dass in beiden Ernährungsformen vor allem pflanzliche Grundnahrungsmittel verwendet werden: Obst, Gemüse, Vollkorn und Hülsenfrüchte.

ERGEBNIS DES STUDIENCHECKS

Sowohl eine ovo-lacto-vegetarische Ernährungsweise als auch eine Mittelmeerdiät können einen positiven Effekt auf das Gewicht haben und das Risiko einer Herz-Kreislauf-Erkrankung senken.

+++ NIMMT MAN MIT EINER VEGETARISCHEN DIÄT SCHNELLER AB? +++

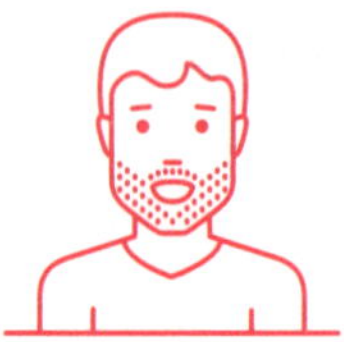

Es handelt sich um eine gut durchgeführte tschechische Studie, bei der 74 Erwachsene mit Übergewicht (BMI > 25) und Diabetes Typ 2 auf Diät gesetzt wurden: entweder eine Standarddiät zum Abnehmen oder eine vegetarische Diät. Beide Diäten führten zu einer täglichen Kalorienreduzierung von 500 Kalorien. Die Teilnehmer wurden gebeten, nicht mehr Sport zu treiben, als sie es für gewöhnlich taten. Nach sechs Monaten hatten die Personen in der vegetarischen Gruppe etwa doppelt so viel Gewicht verloren (6,2 Kilogramm) wie die Personen in der Standarddiätgruppe (3,2 Kilogramm). Die durchgeführten Fettmessungen unterschieden zwischen Unterhautfettgewebe und tiefer gelegenen Fettschichten. Sowohl die Fett- als auch die Muskelmasse nahmen in der vegetarischen Gruppe mehr ab als in der Standarddiätgruppe. Das tiefer gelegene Fett (zwischen Bindegewebe und Muskeln), das im Zuckerhaushalt eine Rolle spielt, wurde nur in der Gruppe mit der vegetarischen Diät weniger. Die vegetarische Gruppe hielt die Diät auch länger durch als die Gruppe mit der Standarddiät.

Die Wissenschaftler schließen daraus, dass das Umstellen auf eine vegetarische Ernährung für Menschen mit Übergewicht und Diabetes Typ 2, die abnehmen wollen, effektiver ist als eine klassische Diät. Bei gleicher Kalorienreduktion führe eine vegetarische Diät zum Verlust von mehr Fettgewebe als eine Standarddiät.

STUDIE IM CHECK
Kahleova H., Klementova M., Herynek V. u.a. The Effect of a Vegetarian vs Conventional Hypocaloric Diabetic Diet on Thigh Adipose Tissue Distribution in Subjects with Type 2 Diabetes: A Randomized Study. Journal of the American College of Nutrition. Online veröffentlicht am 10. Juni 2017.

Wer abnehmen will, muss weniger Kalorien zu sich nehmen und sich mehr bewegen. Dabei ist es egal, ob man nun Fleisch und Fisch isst oder sich ausschließlich pflanzlich ernährt. Ob man wirklich besser dran ist, wenn man sich vegetarisch ernährt, kann diese Studie nicht ganz bestätigen. Dafür war die Zahl der Teilnehmer zu begrenzt und etlichen Teilnehmern gelang es nicht, die Standarddiät rigoros zu befolgen. Daher wundert es nicht, dass die vegetarische Gruppe, die ihre Diät besser durchhielt, durchschnittlich mehr Kilos Gewicht verlor. Die Fettmessungen fanden nur in Höhe des Oberschenkels statt – ob man daraus Schlussfolgerungen bezüglich des Bauchfetts ziehen kann, ist nicht sicher. Bei Diabetes vom Typ 2 spielt Bauchfett eine größere Rolle.

Die vegetarische Diät der Teilnehmer war außerdem eher vegan – das einzige tierische Produkt dabei war nämlich Joghurt. Auch der Fettgehalt war niedriger als bei der Standarddiät. Außerdem sei angemerkt, dass Obst, Gemüse und Hülsenfrüchte mehr Ballaststoffe haben als Fleisch. Das bedeutet, dass diese Lebensmittel bei gleicher Kalorienaufnahme eventuell besser und länger sättigen. Die vegetarische Gruppe verlor insgesamt etwas mehr Muskelmasse, was als ein Nachteil betrachtet werden kann.

ERGEBNIS DES STUDIENCHECKS

Auf Grundlage dieser kleinen Studie können wir nicht zu dem Schluss kommen, dass jede vegetarische Diät für Menschen mit Übergewicht und Diabetes Typ 2 effektiver ist als eine klassische Diät. Allerdings scheint es einfacher zu sein, eine vegetarische Diät durchzuhalten als eine omnivore, wodurch sich natürlich eher ein positives Ergebnis einstellt.

+++ IST KAFFEE GUT FÜR DIE BLUTGEFÄSSE? +++

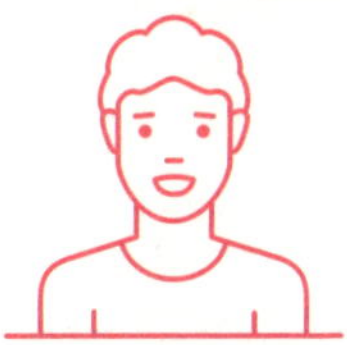

Aus Tierversuchen ging bereits hervor, dass das Antioxidans Chlorogensäure, das in Kaffee enthalten ist, möglicherweise einen positiven Effekt auf die Blutgefäßwand hat. Außerdem befindet sich in Kaffee Hydroxyhydrochinon, ein Stoff, der sich beim Rösten der Bohnen bildet. Hydroxyhydrochinon soll die Wirkung von Chlorogensäure zunichtemachen.

In einer neuen Studie haben Forscher den Effekt von Chlorogensäure und Hydroxyhydrochinon beim Menschen untersucht. 37 Teilnehmer sollten nach einem speziellen Studienprotokoll Kaffee mit verschiedenen Konzentrationen von Chlorogensäure und Hydroxyhydrochinon trinken. Sie wussten nicht, welchen Kaffee sie bekamen. Das Experiment wurde in einer kontrollierten Umgebung durchgeführt, wobei möglichst viele Störfaktoren ausgeschaltet wurden.

Nach statistischer Analyse stellte sich heraus, dass der Kaffee mit einer hohen Konzentration an Chlorogensäure und einer niedrigen Konzentration an Hydroxyhydrochinon einen positiven Effekt auf die Elastizität der Blutgefäße hatte. Für Kaffee mit einer hohen Konzentration beider Stoffe galt dies nicht. Auch der Placebokaffee mit einer niedrigen Konzentration beider Stoffe hatte keine Wirkung.

STUDIE IM CHECK
Kajikawa M., Maruhashi T., Hidaka T., Nakano Y., Kurisu S., Matsumoto T. ... & Yusoff F.M. (2018). Coffee with a high content of chlorogenic acids and low content of hydroxyhydroquinone improves postprandial endothelial dysfunction in patients with borderline and stage 1 hypertension. European Journal of Nutrition, 1–8.

Aus früheren Studien ist bekannt, dass Menschen, die jeden Tag drei bis fünf Tassen Kaffee trinken, eine etwas geringere Wahrscheinlichkeit einer Herz-Kreislauf-Erkrankung haben. Wie das kommt, wird fieberhaft untersucht. Eine der Hypothesen ist, dass die Chlorogensäure im Kaffee die Blutgefäßwand schützt und elastisch hält. Das haben Tierversuche bereits gezeigt und diese Studie bestätigt die Ergebnisse.

Der Aufbau dieser Studie war gut, doch die Zahl der Versuchspersonen beschränkt. Außerdem wurde lediglich der kurzfristige Effekt untersucht. Wahrscheinlich spielen andere Bestandteile im Kaffee ebenso eine Rolle. Aus dieser Studie geht hervor, dass Hydroxyhydrochinon einen negativen Effekt haben soll. Außerdem hat Kaffee eine sehr komplexe und variable Zusammensetzung. Neben Chlorogensäure sind auch andere Antioxidantien vorhanden, die schützend wirken sollen. Sie sollen nicht nur einen positiven Effekt auf die Blutgefäßwand haben, sondern auch die Insulinresistenz vermindern und den Blutdruck senken können. Noch andere Stoffe sollen einen negativen Effekt haben. Cafestol und Kahweol sollen das schlechte LDL-Cholesterin erhöhen und damit das Risiko auf eine Herz-Kreislauf-Erkrankung ansteigen lassen. Welchen Effekt Koffein hat, ist nicht klar.

Indem man die Konzentration der positiven Stoffe erhöht und die der negativen senkt, will man einen „Superkaffee“ erhalten. So weit sind wir allerdings noch nicht. Den Effekt der verschiedenen Stoffe zu ergründen, ist eine enorme Arbeit, die vermutlich nie ganz vollendet sein wird.

ERGEBNIS DES STUDIENCHECKS

Ob Chlorogensäure, ein Antioxidans im Kaffee, einen möglicherweise günstigen Effekt von Kaffee auf das Herz erklären kann, ist unklar und wird zumindest mit dieser Studie nicht bewiesen.

+++ LINDERN KURKUMA, MUSCHELEXTRAKTE UND ANDERE NAHRUNGSERGÄNZUNGSMITTEL ARTHROSE-BESCHWERDEN? +++

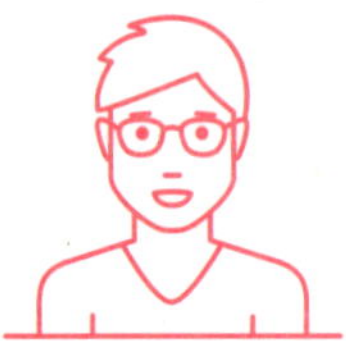

Hüft-, Knie- und Handarthrosen sind häufige Beschwerden, für die Ärzte in erster Linie Paracetamol und Entzündungshemmer verschreiben. Weil der Effekt nicht immer befriedigend ist und Nebenwirkungen häufig vorkommen, greifen viele Menschen stattdessen zu Nahrungsergänzungsmitteln wie Glucosamin, Chondroitin, Kurkuma und Grünlippmuschelextrakt. Für solche Mittel wird genauso viel ausgegeben wie für die empfohlenen Medikamente, zeigen amerikanische Zahlen.

Australische Wissenschaftler brachten alle placebokontrollierten Studien über die Verwendung dieser Nahrungsergänzungsmittel für eine ausführliche Übersichtsstudie zusammen. Insgesamt fanden sie 69 Studien, durchgeführt an 11586 Arthrosepatienten, bei denen 20 Nahrungsergänzungsmittel untersucht wurden. Bei den meisten analysierten Ergänzungsstoffen handelt es sich um Glucosamin und Chondroitin (18 Studien). Nur zwei kontrollierte Studien beschäftigen sich mit Kurkuma und eine mit Grünlippmuschelextrakt, durchgeführt mit kleinen Gruppen (< 100 Personen). Andere widmen sich Vitamin D, Avocadoextrakt, Weidenextrakt, Vitamin E ... Der überwiegende Teil der Studien (64 Prozent) wurde von den betreffenden Produzenten gesponsert.

Bezüglich der bekannten Ergänzungsstoffe mit Glucosamin und Chondroitin fanden die Wissenschaftler nach Analyse von 18 Studien keinen Beweis, dass sie besser wirken als Placebos. Bei Kurkumasupplementen ergab sich ein mäßig günstiger kurzfristiger Effekt auf Schmerz und Beweglichkeit. Auch Grünlippmuschelextrakt wirkt kurzfristig gesehen besser als Placebo. Bei den anderen Ergänzungsmitteln fand man keinen Unterschied zu Placebos.

STUDIE IM CHECK
Liu X., Machado G.C., Eyles J.P. u.a. Dietary supplements for treating osteoarthritis: a systematic review and meta-analysis. Br J Sports Med 2018;52:167–175.

Alle erwähnten Nahrungsergänzungsmittel sind für einen kürzeren Zeitraum (vier- bis sechswöchige Anwendung) höchstwahrscheinlich vertrauenswürdig. Je mehr gut durchgeführte Studien zur Verfügung stehen, desto kleiner ist der Effekt, wie die Ergebnisse für Glucosamin und Chondroitin zeigen. Ob Kurkuma und Grünlippmuschel tatsächlich eine Wirkung haben, ist auf Grundlage einer oder zwei kontrolliert durchgeführter Studien nur schwer zu entscheiden. Das müssten weitere Studien an größeren Patientengruppen nachweisen. Wenn die Wirkung bestätigt wird, muss man auch mit unerwünschten Langzeitwirkungen rechnen.

Nahrungsergänzungsmittel können einen starken Placeboeffekt haben. Daher schlussfolgern die Forscher, dass Menschen, die von der Wirkung eines Nahrungsergänzungsmittels überzeugt sind, dieses bei Arthrose beruhigt vier bis sechs Wochen lang einnehmen können.

Wer bei Arthrose lieber keine Medikamente nimmt, dem steht noch eine andere Möglichkeit offen, die wirklich wirkt: Bewegung! Übungen, vorzugsweise von einem Physiotherapeuten gezeigt, haben nachweisbar einen günstigen Effekt bei Arthrose.

ERGEBNIS DES STUDIENCHECKS

Viele Menschen mit Arthrose suchen ihr Heil in Nahrungsergänzungsmitteln wie Glucosamin, Kurkuma oder Grünlippmuschelextrakt. Ob diese Mittel über einen möglichen Placeboeffekt hinaus Linderung verschaffen, ist unklar. Wirklich wirksam ist Bewegung.

+++ SIND TRAUBEN UND HEIDELBEEREN GUT FÜRS GEDÄCHTNIS? +++

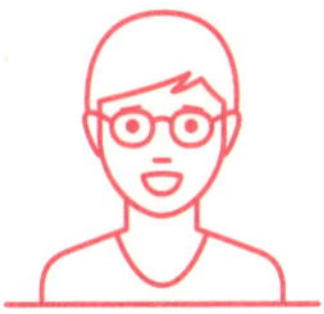

Wissenschaftler aus Frankreich und Kanada haben untersucht, welchen Effekt Polyphenole auf das Gedächtnis von Senioren haben. An ihrer Studie beteiligten sich 215 gesunde Senioren zwischen 60 und 70 Jahren. Eine Hälfte der Senioren erhielt sechs Monate lang 258 Milligramm Polyphenole als Nahrungsergänzungsmittel auf Grundlage von Trauben und Beeren. Das entspricht ungefähr 200 Gramm Obst. Die andere Hälfte bekam Placebos. Weder die Wissenschaftler noch die Teilnehmer wussten, welche Pille sie schluckten.

Zu Beginn der Studie sowie nach sechs Monaten wurde das Gedächtnis der Teilnehmer ausgiebig getestet. Im Vergleich der Ergebnisse beider Gruppen vor und nach der Testphase zeigten sich keine Unterschiede bezüglich der Gedächtnisfunktion. Bei einer weiteren Subanalyse stellte sich heraus, dass die Ergänzung der

Polyphenole sehr wohl bei den Senioren fruchtete, die anfangs bei den Gedächtnistests am schlechtesten abgeschnitten hatten. Nach sechs Monaten erzielten sie nämlich deutlich bessere Ergebnisse in dem Bereich des Gedächtnisses, der für das Erkennen und Behalten verantwortlich ist.

Mit fortschreitendem Alter lässt unser Gedächtnis nach. Das ist ein normales, altersbedingtes Phänomen. Schon frühere Studien ergaben Zusammenhänge zwischen Ernährungsweisen und der Geschwindigkeit, mit der unser Gedächtnis nachlässt. Beobachtungsstudien, die Testpersonen über einen bestimmten Zeitraum begleiten, zeigen, dass Menschen, die mehr Obst und Gemüse essen, seltener unter einem schlecht funktionierenden Gedächtnis leiden als andere. Das könnte mit den vorhandenen Antioxidantien wie den Polyphenolen zu tun haben. Diese neue Interventionsstudie hat diese Wirkung weiter untersucht. Trotz der vielversprechend erscheinenden Ergebnisse muss man sie jedoch ein wenig nuancierter betrachten. Der positive Effekt gilt lediglich für Senioren, die bereits deutlich unter Gedächtnisstörungen leiden. Außerdem sind die Resultate auch eher bescheiden. Darüber hinaus ist nicht klar, ob die Polyphenolergänzung auch einen Einfluss auf das tägliche Funktionieren hat.

STUDIE IM CHECK
Bensalem J., Dudonné S., Etchamendy N., Pellay H., Amadieu C., Gaudout D. ... & Hudon C. (2018). Polyphenols from grape and blueberry improve episodic memory in healthy elderly with lower level of memory performance: a bicentric double-blind, randomized, placebo-controlled clinical study. The Journals of Gerontology. Series A, Biological Sciences and Medical Sciences.

Außerdem sei angemerkt, dass der Effekt von Polyphenol als Nahrungsergänzungsmittel nicht problemlos auf Trauben und Heidelbeeren übertragen werden kann. Bei Nahrungsergänzungsmitteln sind die Pflanzenstoffe in vielen Fällen aus ihrer natürlichen Matrix herausgenommen, es ist noch nicht ausreichend erforscht, inwiefern das ihre Wirkung beeinflusst.

Die Aussage, dass Trauben und Heidelbeeren gut fürs Gedächtnis seien, wurde in der Studie, auf welcher der Mythos beruht, gar nicht untersucht. Gegenstand der Untersuchung war lediglich, inwiefern aus Trauben und Heidelbeeren gewonnenes Polyphenol die Gedächtnisleistung beeinflusst.

ERGEBNIS DES STUDIENCHECKS

Diese gut angelegte Studie zeigt, dass polyphenolreiche (antioxidantienreiche) Extrakte aus Trauben und Heidelbeeren einen bescheidenen positiven Effekt auf Gedächtnistests bei Senioren mit Gedächtnisstörungen haben können. Nicht untersucht wurde, ob dies ebenfalls bedeutet, dass der Verzehr der Früchte selbst unser Gedächtnisniveau erhält.

+++ SCHÜTZT KNOBLAUCH VOR KREBS? +++

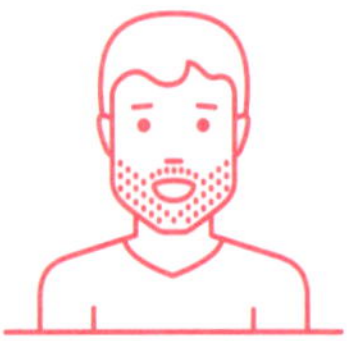

Bereits im Altertum wurde Knoblauch beim Kampf gegen den Krebs eingesetzt. Bei den alten Griechen gehörte dieses Zwiebelgewächs zur Ernährung von Soldaten – es sollte ihnen Kraft geben und Mut machen. Die Römer übernahmen viele dieser Gewohnheiten. Sie verwendeten Knoblauch auch zur „Reinigung“ der Blutgefäße. Im Mittelalter wurde Knoblauch noch immer von dem Teil der Bevölkerung verwendet, der hart arbeiten musste. Der typische Knoblauchgeruch kommt vom Schwefel in der Knolle; dieser Duft soll die Pflanze übrigens schützen. In einer Studie wurde untersucht, wie Knoblauch vor Magenkrebs schützen kann, sofern er nach dem Verzehr viele Stunden im Magen verbleibt.

An diesen Studien waren über 100 000 Frauen und Männer beteiligt.[1] Zu Beginn wurde überprüft, was die

Testpersonen im Allgemeinen so aßen. Auch Gewicht, Größe und körperliche Aktivitäten wurden aufgenommen. Über einen Zeitraum von 30 Jahren wurden alle Fälle von Magenkrebs notiert. Die Forscher überprüften, ob Teilnehmer, die mindestens fünfmal pro Woche Knoblauch aßen, seltener an Magenkrebs erkrankten als Teilnehmer, die selten Knoblauch aßen. Um diesen Zusammenhang zu erforschen, berücksichtigten die Wissenschaftler auch Faktoren wie Gewicht, Alter, physische Aktivitäten und Alkoholkonsum. Die Schlussfolgerung der Forscher war eindeutig: Knoblauch schützt nicht vor Magenkrebs. Es gab ebenso viele Fälle von Magenkrebs bei den Teilnehmern, die viel Knoblauch aßen, wie bei denen, die ihn selten verzehrten. In einer anderen Studie war ebenso wenig ein Zusammenhang zwischen Knoblauch und Darmkrebs zu finden.[2]

STUDIEN IM CHECK

1. Kim H., Keum N., Giovannucci E.L., Fuchs C.S., Bao Y. Garlic intake and gastric cancer risk: Results from two large prospective US cohort studies. Int J Cancer. September 2018. 143(5): 1047–1053.

2. Chiavarini M., Minelli L., Fabiani R. Garlic consumption and colorectal cancer risk in man: a systematic review and meta-analysis. Public Health Nutr. Februar 2016. 19(2):308–317.

Schon vor vielen Jahren versuchten Forscher, ein Nahrungsmittel zu finden, das einen wirksamen Schutz vor Krebserkrankungen bietet. Es wäre natürlich großartig, wenn man dieser gefürchteten Krankheit beispielsweise durch den Verzehr von Knoblauch zu Leibe rücken und sie verhindern könnte. Jedoch lieferten all diese Studien wenige Resultate, und bis zum heutigen Tag wurde kein Nahrungsmittel gefunden, das sich als

Wunderwaffe gegen Krebs erwiesen hätte. Eine solche Untersuchung ist im Übrigen auch sehr schwierig: Es dauert Jahre, bis der Krebs auftritt, und der Mensch isst natürlich nicht ausschließlich Knoblauch.

Knoblauch ist Teil einer gesunden mediterranen Ernährung. Das bedeutet, dass Knoblauchesser wahrscheinlich gesündere Ernährungs- und Lebensgewohnheiten haben, die durchaus vor Krebs schützen könnten. Daher ist es nicht sinnvoll, nur mehr Knoblauch zu essen, sondern sich insgesamt gesünder zu ernähren und gesünder zu leben.

ERGEBNIS DES STUDIENCHECKS

Fans der würzigen Knolle können ruhig weiterhin Knoblauch konsumieren und genießen, aber einen Schutz vor Magen- oder Darmkrebs bietet er nicht, wie Studien belegen. Ausreichende Bewegung, nicht rauchen, ein normales Gewicht halten und eine eher vegetarische Ernährungsweise bieten viel mehr Schutz vor Krebserkrankungen als Knoblauch allein.

+++ ZERSTÖREN FRÜCHTETEES DEN ZAHNSCHMELZ? +++

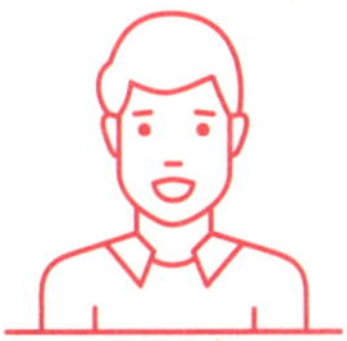

Zwei Forscher aus London haben sich mit Studien beschäftigt, die einen Zusammenhang zwischen Ernährung und Zahnerosion untersuchten. Sie wählten kreuz und quer einige Studien aus, manche sehr klein, nicht alle gleich gründlich und außerdem mit verschiedenen Methoden durchgeführt. Im Anschluss versuchten sie, daraus Schlüsse zu ziehen, welche Nahrungsmittel den Zahnschmelz zerstören und ob es eine Rolle spielt, wie man kaut (schnell, langsam), wie hoch die Temperatur ist und wie lange das Produkt im Mund verbleibt.

Es ging also nicht nur um Früchtetees, sondern auch um andere säurehaltige Produkte wie Zitrusfrüchte, Chilischoten, Tomaten, Erfrischungsgetränke mit Zitrone, Essig und Mixed Pickles. Daraus wurden einige Risikofaktoren aufgelistet, die der Zahnerosion durch Säureeinwirkung Vorschub leisten: länger als zehn

Minuten an einem säurehaltigen Getränk nippen, eine Rohkostdiät machen, mindestens viermal am Tag etwas Saures essen, saure Getränke unabhängig von Mahlzeiten zu sich nehmen, heiße Getränke trinken etc.

Die allgemeine Schlussfolgerung lautet, dass säurehaltige Nahrungsmittel die Zahnerosion fördern können. Als sehr seriös kann man diese Studie nicht bezeichnen. Sie ist nicht viel mehr als eine Auflistung von Zusammenhängen, die man in anderen Studien gefunden hat. Dass säurehaltige Produkte die Zahnerosion fördern, ist schon lange bekannt. Vermeiden kann man den Effekt, indem man zweimal täglich gründlich Zähne putzt, weniger saure Getränke verzehrt, saure Getränke nicht zu lang im Mund behält, sondern rasch trinkt und den Konsum säurehaltiger Getränke und Nahrungsmittel in einem Zustand relativer Austrocknung (z.B. beim Sport) oder zu Zeiten geringer Speichelproduktion vermeidet.

STUDIE IM CHECK
O'Toole S., Mullan F. The role of the diet in tooth wear. British Dental Journal. Online veröffentlicht am 23. Februar 2018.

ERGEBNIS DES STUDIENCHECKS

Diese Studie erzählt uns nichts Neues: Säurehaltige Nahrungsmittel, zu denen Früchtetees gehören, aber ebenso Fruchtsaft, Obst und Gemüse wie Tomaten, verüben einen Anschlag auf den Zahnschmelz. Übertreiben Sie damit nicht und putzen Sie Ihre Zähne zweimal täglich.

+++ ERHÖHT JUNKFOOD DAS KREBSRISIKO? +++

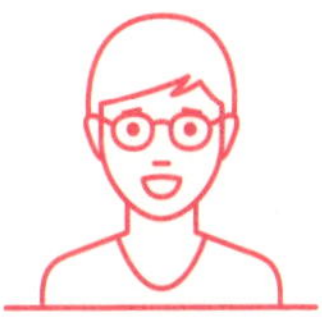

Französische Forscher haben untersucht, ob es einen Zusammenhang zwischen dem Konsum von ultra-processed foods (stark verarbeiteten Nahrungsmitteln wie fetten Snacks, Keksen, Junkfood und Erfrischungsgetränken) und dem Krebsrisiko gibt. Im Zeitraum 2009 bis 2017 bestimmten sie mit Online-Fragebögen die Nahrungsaufnahme erwachsener Franzosen. Die Teilnehmer sollten jedes halbe Jahr an drei nicht aufeinanderfolgenden Tagen notieren, was sie gegessen hatten. Des Weiteren wurden sie gebeten, ihre Gesundheitsdaten einzutragen. Gaben Teilnehmer eine Krebserkrankung an, nahmen die Forscher sofort Kontakt mit ihnen auf, gegebenenfalls sogar mit den behandelnden Ärzten. So sammelten sie Daten von fast 105 000 Teilnehmern.

Die Ernährung der Teilnehmer wurde in vier verschiedene Kategorien eingeteilt; eine davon war ultra-processed foods. Die Teilnehmer selbst wurden ebenfalls in vier Gruppen eingeteilt, und zwar anhand des Prozentsatzes von Junkfood in ihrer Ernährung. Anschließend überprüften die Wissenschaftler, ob es einen Zusammenhang zwischen den verschiedenen Ernährungsweisen und der Entwicklung von Krebs gab.

STUDIE IM CHECK
Fiolet T., Srour B., Sellem L. u. a. Consumption of ultra-processed foods and cancer risk: results from NutriNet-Santé prospective cohort. BMJ. Online veröffentlicht am 14. Februar 2018.

Daraus ging hervor, dass Menschen, die mehr stark verarbeitete Nahrung aßen, auch häufiger an Krebs erkrankten: Ein um 10 Prozent höherer Konsum von ultra-processed foods stand in Zusammenhang mit einer um 12 Prozent höheren Wahrscheinlichkeit, eine Form von Krebs zu entwickeln.

In der Einleitung dieses Medienberichts steht, dass der Zusammenhang zwischen stark verarbeiteter Nahrung und Krebs zum ersten Mal aufgezeigt worden sei und dass wer 10 Prozent mehr von dieser Art Junkfood esse, eine um 12 Prozent höhere Chance habe, an Krebs zu erkranken. Es ist jedoch nicht klar, wie das genau untersucht wurde, ob es für alle Krebsarten gilt und wie viel Junkfood man essen darf oder nicht.

Die Wissenschaftler betonen immerhin deutlich, dass ein Zusammenhang nicht gleichzusetzen ist mit der Beziehung von Ursache und Wirkung.

Genauso wichtig ist die Information, dass die Menschen mit dem höchsten Junkfood-Konsum auch häufiger rauchten, seltener körperlich aktiv waren und Familienmitglieder mit einer Krebserkrankung hatten.

Die Forscher haben dies in ihren Berechnungen weitestgehend berücksichtigt, glauben jedoch, dass die Ernährung selbst Einfluss habe. Sie geben verschiedene mögliche Erklärungen dafür an, darunter Adipositas. Wer mehr verarbeitete Nahrung zu sich nimmt, hat eine höhere Wahrscheinlichkeit auf massives Übergewicht, und es gibt einen Zusammenhang zwischen Übergewicht und Krebs.

ERGEBNIS DES STUDIENCHECKS

Diese Studie zeigt nicht, dass ein hoher Konsum von Junkfood Krebs verursachen kann. Und eine wirklich neue Erkenntnis präsentiert sie auch nicht. Hin und wieder ist verarbeitete Nahrung auf dem Speiseplan (mit wenig Vitaminen, Mineral- und Ballaststoffen, aber vielen Kalorien, Zucker, gesättigten Fetten und Salz) kein Problem für die Gesundheit, solange wir es damit nicht übertreiben.

+++ HILFT LANGSAMES ESSEN BEIM ABNEHMEN? +++

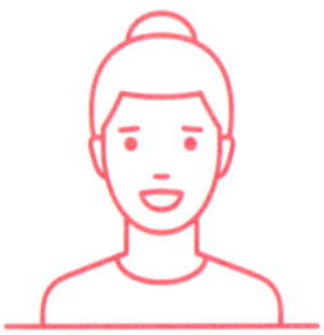

Japanische Forscher überprüften, ob die Geschwindigkeit des Essens eine Auswirkung auf das Gewicht von Menschen mit Diabetes Typ 2 hat. Dafür analysierten sie Gesundheitschecks von 59717 Japanern im Alter von über 40 Jahren mit einer Diabetes-Typ-2-Diagnose. Sie wurden jährlich gewogen und gemessen, sollten aber auch einen Fragebogen zu ihrem Essverhalten ausfüllen: ob sie schnell, langsam oder mit „normaler Geschwindigkeit" essen, ob sie mindestens dreimal pro Woche noch eine Mahlzeit zwei Stunden vor dem Schlafengehen zu sich nehmen, ob sie regelmäßig abends nach dem Essen noch etwas knabbern und ob sie frühstücken.

Unter Berücksichtigung einiger Einflussfaktoren, darunter Medikation und Alter, stellten die Forscher fest, dass 44,8 Prozent der schnellen Esser adipös waren, verglichen mit 29,6 Prozent der normalen Esser und 21,5 Prozent der langsamen Esser. Auch diejenigen, die mindestens dreimal pro Woche spät zu Abend essen oder nach dem Essen noch Snacks zu sich nehmen, sind häufiger zu dick. Menschen, die regelmäßig das Frühstück auslassen, kämpfen auch etwas häufiger mit Übergewicht.

Die Forscher schließen daraus, dass langsames Essen möglicherweise dabei hilft, Adipositas zu vermeiden. Außerdem sollte man nicht zu spät am Abend essen, Snacks und Knabbereien ignorieren und jeden Tag frühstücken.

Die Ergebnisse klingen einigermaßen logisch. Schaufelt man sein Essen nur so in sich rein, neigt man vielleicht dazu, mehr zu essen, oder verspürt die Anzeichen der Sättigung zu spät. Auch der gesunde Menschenverstand sagt einem, dass Snacks nach dem Abendessen nur weitere Kalorien liefern. Und dass Mahlzeiten zu später Stunde sowie das Auslassen des Frühstücks nicht unbedingt beim Schlankbleiben helfen, wurde schon früher angedeutet.

STUDIE IM CHECK
Hurst Y., Fukuda H. Effects of changes in eating speed on obesity in patients with diabetes: a secondary analysis of longitudinal health check-up data. BMJ Open. Online veröffentlicht am 12. Februar 2018.

Diese Studie ging jedoch nicht der Frage nach, wie viel und was die Menschen aßen, was die Ergebnisse beeinflusst haben kann. Eine wichtige Anmerkung sei auch nebenbei gestattet: Japaner sprechen bereits ab einem Body-Mass-Index von 25 von adipös, während wir im Westen Adipositas ab einem Body-Mass-Index von 30 definieren. Asiaten sind im Durchschnitt kleiner, weswegen die Schwelle zur Fettleibigkeit niedriger liegt. Noch ein weiterer Minuspunkt der Studie: Es wurde nicht definiert, was schnelles, normales und langsames Essen genau ist.

ERGEBNIS DES STUDIENCHECKS

Eine japanische Studie legt nahe, dass langsames Essen die Wahrscheinlichkeit massiven Übergewichts bei Menschen mit Diabetes Typ 2 verringert. Leider ist nicht definiert, wie langsam man dann essen muss. Diese Studie bestätigt auch, dass ein spätes Abendessen (zwei Stunden vor dem Schlafengehen), Snacks nach dem Abendessen und der Verzicht auf Frühstück allesamt Risikofaktoren sind, die Dickwerden fördern.

+++ IST QUINOA EIN SUPERFOOD? +++

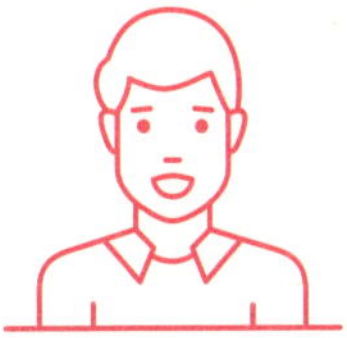

Quinoa ist eine Pflanze mit roten oder orangefarbenen Blütenständen. Der Samen ähnelt Getreide und die Blättchen sehen Spinat ähnlich. Nur die Samen sind essbar. Eine Quinoapflanze kann bis zu zwei Meter hoch werden. Quinoa stammt ursprünglich aus den Anden, wo sie schon seit Jahrhunderten angebaut wird. Mittlerweile wird sie auch in verschiedenen europäischen Ländern gezüchtet, vor allem seit die Weltgesundheitsorganisation Quinoa 2013 in den Mittelpunkt der Aufmerksamkeit rückte.

Streng genommen gehört Quinoa zu den Samen, wird aber vor allem als Ersatz für Getreide verwendet. Dieses Pseudogetreide wird wegen seiner Nährwerte gerühmt. Es ist eine gute Eiweißquelle (14 Gramm/ 100 Gramm), aber vor allem die hohe Eiweißqualität ist bemerkenswert. Quinoa enthält alle essenziellen

Aminosäuren, was es zur vollwertigen Eiweißquelle macht.

Außerdem enthält Quinoa viele Ballaststoffe und verschiedene Vitamine und Mineralien. Vor allem der Gehalt an Magnesium, Eisen, Zink und Kupfer fällt auf. Von den Vitaminen sind vor allem Vitamin B2 und E gut vertreten. Daneben ist es auch eine gute Quelle für Antioxidantien.

STUDIE IM CHECK
FAO & CIRAD. 2015. State of the Art Report of Quinoa in the World in 2013, hg. von D. Bazile, D. Bertero & C. Nieto, Rom.

Verglichen mit anderem Getreide bietet Quinoa einige Vorteile. Der hohe Eiweißgehalt und die gute Eiweißqualität, die sich mit Fleisch oder Ei vergleichen lässt, ist ein starker Punkt. Hülsenfrüchte haben ebenfalls einen hohen Eiweißgehalt, aber eine niedrigere Eiweißqualität. Nur Soja kann da mithalten. Für die meisten Menschen ist das jedoch kein Pluspunkt. Im Durchschnitt nehmen wir bereits zu viel Eiweiß über die Nahrung auf. Für Vegetarier und Veganer, die sehr wohl auf die Zufuhr von Eiweiß achten müssen, ist Quinoa ein guter Fleischersatz, genau wie Hülsenfrüchte. Ein schöner Nebeneffekt ist, dass das Pseudogetreide auch viel Eisen, Zink und Kupfer bietet. Als Abwechslung zu Kartoffeln, Vollkornnudeln oder Reis verdient Quinoa einen Platz in unserer Küche.

Aber der Status „Superfood" ist übertrieben. Das zeigt auch die begrenzte Anzahl der Studien. Kein einziges Nahrungsmittel enthält alle Nährstoffe, die wir brauchen. Eine Quinoa-Diät ist daher keine gute Idee.

ERGEBNIS DES STUDIENCHECKS

Quinoa ist kein Getreide, sondern ein Samen, der eine gewisse Ähnlichkeit mit Getreide aufweist. Es ist auch kein Superfood (das gibt es nicht), aber Quinoa verdient ganz bestimmt einen Platz in einer gesunden, abwechslungsreichen Ernährung. Es kann als Abwechslung zu Vollkorngetreide verwendet werden und ist ein hervorragender Fleischersatz.

+++ HILFT VITAMIN D BEI REIZDARMBESCHWERDEN? +++

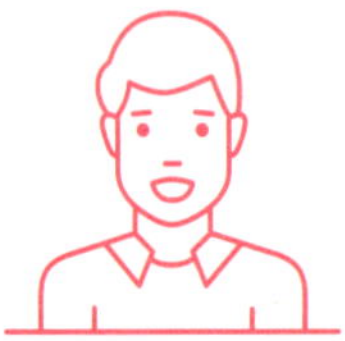

Forscher der University of Sheffield sammelten alle Studien, die es je zu Vitamin D und dem Reizdarmsyndrom gab und listeten die Schlussfolgerungen auf. Sie fanden sieben Studien, darunter vier beobachtende und drei placebokontrollierte. Die Studien waren von unterschiedlicher Qualität. Eine bezog sich auf lediglich eine Versuchsperson, andere hatten mehr Probanden einbezogen. Die Vitamin-D-Dosis war ebenfalls sehr unterschiedlich hoch, von 10 bis 100 Mikrogramm pro Tag. Auch die Ergebnisse waren nicht immer überzeugend: Manchmal fand man keinen Effekt, manchmal schon.

Auffällig ist, dass viele Menschen mit einem Reizdarmsyndrom einen Vitamin-D-Mangel aufweisen. Wurden diese Personen für eine Analyse ausgewählt und bekamen sie zusätzliches Vitamin D, wurden auch ihre Darmbeschwerden gelindert.

Die Forscher schließen daraus, dass sich Nahrungsergänzungsmittel mit Vitamin D bei einem Reizdarmsyndrom möglicherweise günstig auf Darmbeschwerden auswirken.

Die Qualität dieser Übersichtsstudie ist als sehr schwach einzustufen, weil die meisten Studien, die darin aufgenommen wurden, ebenfalls recht schwach sind. Außerdem wurde sie von einem Fabrikanten für Nahrungsergänzungsmittel gesponsert, was die Verlässlichkeit infrage stellt. Auch beim Zusammenhang zwischen Vitamin-D-Mangel und Reizdarmsyndrom können Fragezeichen gesetzt werden.

STUDIE IM CHECK
Williams C.E., Williams E.A., Corfe B.M. Vitamin D status in irritable bowel syndrome and the impact of supplementation on symptoms: what do we know and what do we need to know? European Journal of Clinical Nutrition. Online veröffentlicht am 25. Januar 2018.

Relativ viele Menschen leiden unter Vitamin-D-Mangel und das Reizdarmsyndrom kommt ebenfalls häufig vor. Zweifelsohne lassen sich daher viele Leute finden, die an einem Vitamin-D-Mangel ohne Darmbeschwerden leiden, ebenso wie Menschen mit einem reizbaren Darm, obwohl sie genügend Vitamin D haben. Trotzdem wurde dieser Zusammenhang schon früher einmal in einer ebenfalls gesponserten Studie herausgestellt.

Nichtsdestotrotz weisen alle Studien zusammen auf einen leichten Effekt von zusätzlichem Vitamin D auf das Reizdarmsyndrom hin. Aber dieser Effekt reicht nicht aus, um Menschen mit Reizdarmsyndrom mehr Vitamin D zu verschreiben. Ausreichende Aufenthalte im Freien (Sonne) helfen, den Vitamin-D-Spiegel auf dem notwendigen Pegel zu halten. Auch bestimmte Nahrungsmittel enthalten Vitamin D; in manchen Fällen wird eine zusätzliche Vitamin-D-Gabe jedoch empfohlen, zum Beispiel bei Senioren ab 65 oder bei Säuglingen im ersten Lebensjahr und im zweiten Winter.

ERGEBNIS DES STUDIENCHECKS

Es gibt Hinweise darauf, dass eine zusätzliche Dosis Vitamin D die Darmbeschwerden von Menschen mit Reizdarmsyndrom ein wenig lindern können, vor allem, wenn sie unter einem Vitamin-D-Mangel leiden. Die Beweise dafür sind jedoch eher schwach.

+++ HILFT KURKUMA DEM GEDÄCHTNIS AUF DIE SPRÜNGE? +++

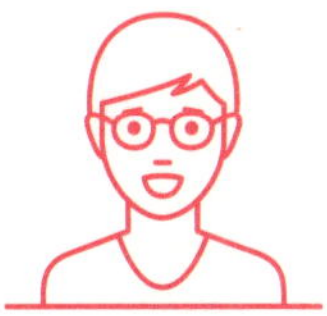

Dem kräftig gelben Gewürz werden allerhand heilende Wirkungen nachgesagt, doch was ist dran? Amerikanische Forscher fanden 40 gesunde Erwachsene von über 50 Jahren, die sich zu einer 18 Monate dauernden Studie bereit erklärten. Die Hälfte von ihnen erhielt Nahrungsergänzungsmittel mit Kurkuma und die andere Hälfte Placebos. Im Anschluss gab es für alle Teilnehmer Gedächtnistests: Diejenigen, die Kurkuma-Ergänzungsmittel eingenommen hatten, erzielten im Vergleich zu der Placebogruppe nach 18 Monaten um 28 Prozent höhere Ergebnisse bei den Gedächtnistests und konnten eine leichte Stimmungsverbesserung feststellen. Auf den Gehirnscans waren ebenfalls Unterschiede zwischen der Kurkuma- und der Placebogruppe zu erkennen: weniger Ablagerung bestimmter Eiweiße.

Welche Bedeutung dahintersteckt, ist jedoch unklar. Die Forscher schlussfolgern, dass Kurkuma-Nahrungsergänzungsmittel einen günstigen Einfluss auf das Gedächtnis haben und möglicherweise auch auf die Stimmung, aber dass dieses Ergebnis noch von Studien mit mehr Teilnehmern bestätigt werden muss.

Eine Studie mit lediglich 40 Teilnehmern ist begrenzt. Außerdem wird nicht verdeutlicht, was eine Verbesserung von 28 Prozent des Gedächtnisses bedeutet und ob diese relevant ist. Kurkuma wird im Darm schlecht absorbiert und auch schnell metabolisiert. Daher hat man in dieser Studie eine leicht abgeänderte Form von Kurkuma verwendet, nämlich Theracurmin, das besser absorbiert wird, sodass auch der Effekt größer ist. Theracurmin-Ergänzungsmittel sind jedoch teurer und die Kosten der in dieser Studie verwendeten Dosen betragen 100 Dollar pro Monat und Person. In Europa kostet Theracurmin etwas weniger: 50 Euro für eine Packung mit 60 Kapseln und wechselnden Konzentrationen zwischen 30 und 60 Milligramm.

STUDIE IM CHECK
Small G.W., Siddarth P. u.a. Memory and Brain Amyloid and Tau Effects of a Bioavailable Form of Curcumin in Non-Demented Adults: A Double-Blind, Placebo-Controlled 18-Month Trial. https://doi.org/10.1016/j.jagp.2017.10.010.

In der Studie bekamen die Versuchspersonen zwei Kapseln à 90 Milligramm pro Tag, wodurch sich eine Kur schnell auf etwa 100 Euro pro Monat beläuft – und das für einen kleinen und nicht eindeutigen Effekt auf das Gehirn. Sechs von 20 Personen stellten die Behandlung aufgrund von Nebenwirkungen wie Darmbeschwerden vorzeitig ein. Auch wenn man reichlich Kurkuma in der Küche verwendet, schafft man es nie bis zu der Menge, die für irgendeine Wirkung auf das Gedächtnis benötigt wird, wie in dieser Studie.

Andere Behauptungen in Bezug auf Kurkuma und Gesundheit, darunter eine entzündungshemmende Wirkung, wurden bislang nur an Mäusen und nicht an Menschen erforscht.

ERGEBNIS DES STUDIENCHECKS

Sehr hoch dosierte Kurkuma-Ergänzungsmittel – mit Kosten von knapp 100 Euro pro Monat – verbessern laut dieser begrenzten Studie das Gedächtnis um 28 Prozent, sofern man sie mindestens 18 Monate lang einnimmt. Was eine solche Verbesserung bedeutet, ist nicht klar. Auch die Stimmung soll sich leicht verbessern. Dafür muss man jedoch mindestens 1800 Euro hinblättern – es gibt günstigere Möglichkeiten, sich besser zu fühlen.

+++ MÜSSTEN ENERGYDRINKS FÜR MINDERJÄHRIGE VERBOTEN WERDEN? +++

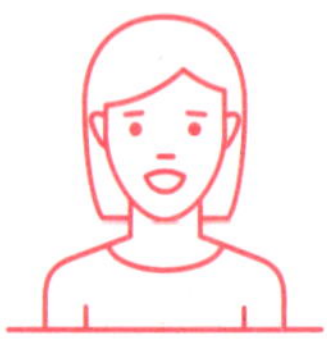

In einem Informationsblatt zu Energydrinks, das der Verband niederländischer Kinderärzte Ende 2017 veröffentlichte, äußern die Ärzte ihre Besorgnis über den Konsum dieser Drinks unter Minderjährigen. Ein täglich hoher Konsum dieser Produkte führe zu körperlichen Beschwerden wie Angststörungen, Unruhe, Herzrhythmusstörungen und Schlafproblemen. In schweren Fällen sollen sogar Organschäden mit Todesfolge auftreten können. Außerdem führten sie in Kombination mit Alkohol zu einem höheren Alkoholspiegel im Blut und verringerten die Anzeichen einer Alkoholvergiftung. Das ließe die schädlichen Folgen von Trunkenheit steigen.

Kennzeichnend für Energydrinks ist der hohe Koffeingehalt. Außerdem enthalten sie noch andere sogenannte stimulierende Stoffe wie Taurin und Glucuronolacton. Es gibt keine schlüssigen Beweise dafür, dass beide Stoffe der Müdigkeit effektiv zu Leibe rücken. Auch werden oft B-Vitamine und Pflanzenextrakte hinzugefügt, die den Energiestoffwechsel stimulieren sollen. Die meisten dieser Produkte sind jedoch echte Zuckerbomben, obwohl in den letzten Jahren auch Light-Versionen auf den Markt kamen.

Die nachteiligen Effekte von Energydrinks sind vor allem dem hohen Koffeingehalt zuzuschreiben. Eine akut hohe Zufuhr von Koffein kann zu zuvor genannten körperlichen Beschwerden führen. Daher lautet die Forderung, Kinder und Heranwachsende sollten pro Tag nicht mehr als 2,5 Milligramm Koffein pro Kilogramm Körpergewicht zu sich nehmen. Für ein sechsjähriges Kind (im Durchschnitt 19 Kilogramm) bedeutet dies etwa 50 Milligramm Koffein. Bereits ein einziges Glas Energydrink (150 Milliliter) enthält diese Menge. Ein 16-jähriges Mädchen (im Durchschnitt 55 Kilogramm) sollte täglich lieber nicht mehr als 140 Milligramm Koffein aufnehmen, ein Level, das bereits 400 Milliliter Energydrink erreichen. Natürlich dürfen dann auch keine weiteren Koffeinquellen wie Kaffee oder Tee mehr konsumiert werden.

Die großen Verpackungen (0,5 Liter) und die Leichtigkeit, mit der Energydrinks getrunken werden, führen dazu, dass diese Norm sehr leicht überschritten wird. Ganz sicher dann, wenn auch Energyshots verwendet werden, die mit einem kleineren Volumen (60 Milliliter) dieselbe Menge Koffein liefern, ist das Risiko des Überkonsums sehr real.

Energydrinks sind ziemlich beliebt. 2013 ließ die EFSA, die Europäische Behörde für Lebensmittelsicherheit, eine Studie zu ihrem Konsum durchführen. Daraus ging hervor, dass 68 Prozent der Heranwachsenden im vergangenen Jahr mindestens einmal Energydrinks getrunken hatten. 12 Prozent von ihnen gaben an, an mindestens vier Tagen pro Woche Energydrinks zu konsumieren (mit einem Durchschnitt von 7 Litern pro Monat), und noch einmal 12 Prozent tranken mehr als 1 Liter pro Gelegenheit. Ebenfalls beunruhigend ist, dass die Hälfte der Heranwachsenden die Drinks in Kombination mit Alkohol trinkt. Von den Kindern zwischen 3 und 10 Jahren haben bereits 8 Prozent Energydrinks getrunken. Auch aus einer Erhebung zum Nahrungsmittelkonsum von 2014 geht hervor, dass vor allem Jugendliche und junge Erwachsene regelmäßig Energydrinks konsumieren: 11 Prozent trinken sie mindestens einmal pro Woche.

STUDIE IM CHECK
Informationsblatt und Standpunkt Energydrinks. https://www.nvk.nl/Nieuws/articleType/ArticleView/articleId/1914/Factsheet-en-standpunt-Energiedrank.

Diesen Berichten ist jedoch nicht zu entnehmen, ob Nebenwirkungen auftreten. In einer sehr neuen Studie aus Kanada unter 2055 Jugendlichen (12–17 Jahre) gab die Hälfte der Jugendlichen an, nach dem Genuss von Energydrinks Beschwerden gehabt zu haben. Als häufigste Nebenwirkungen traten auf: beschleunigter Herzschlag (25 Prozent), Schlafprobleme (24 Prozent) und Kopfschmerzen (18 Prozent). Bemerkenswert ist, dass die Hälfte der Jugendlichen mit Beschwerden diese bereits nach einmaligem Konsum verspürten. Den

Konsum von Energydrinks bei Kindern und Jugendlichen unter 16 Jahren nicht zu empfehlen, scheint daher gerechtfertigt.

ERGEBNIS DES STUDIENCHECKS

Energydrinks sind nicht unschuldig und sie verleihen auch keine Flügel. Große Mengen verursachen eine kritische Überdosierung. Daher sollten Kinder und Jugendliche unter 16 Jahren sie vorsorglich nicht oder sehr beschränkt konsumieren. Auch für Erwachsene ist es empfehlenswert, sie nicht täglich und/oder in großen Mengen zu trinken.

+++ MACHT ÖL DEN ROH-KOSTSALAT GESÜNDER? +++

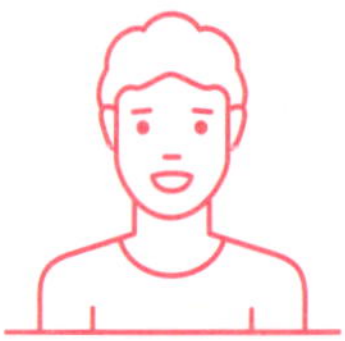

Forscher der University of Iowa haben den Effekt von Öl auf die Aufnahme verschiedener fettlöslicher Vitamine und bioaktiver Substanzen in rohem Gemüse untersucht. Dabei wurde sowohl die Aufnahme von Vitamin A, D und K als auch die von vier Karotinoiden untersucht. Dazu sollten zwölf gesunde Freiwillige fünfmal einen Rohkostsalat mit verschiedenen Mengen Sojaöl essen, nämlich 0, 2, 4, 8 oder 32 Gramm. Die Tests wurden in Laborumgebung unter strikten Bedingungen durchgeführt, damit die Ergebnisse nicht von anderer Nahrung beeinflusst werden konnten.

Mit Blutanalysen kurz vor und zu verschiedenen Zeitpunkten nach dem Verzehr des Salats konnten die Forscher prüfen, wie viele der fettlöslichen Vitamine und bioaktiven Substanzen aufgenommen wurden. Dabei stellte sich heraus, dass sich mit steigender Ölmenge auch die durchschnittliche Aufnahme der verschiedenen Stoffe erhöhte. Es gab jedoch sehr große Unterschiede bei den Teilnehmern. Bei einigen stieg die Aufnahme bei Verwendung von 32 Gramm Öl spektakulär an, während die Aufnahme bei anderen nicht oder nur in kleinem Maße beeinflusst wurde.

Auch frühere Studien zeigen, dass die Aufnahme fettlöslicher Vitamine aus Rohkost durch ein wenig Öl positiv beeinflusst werden kann. In der vorliegenden Studie behaupten die Forscher, 32 Gramm oder zwei Esslöffel Öl hätten den größten Effekt. Damit werden jedoch 288 Kalorien zusätzlich aufgenommen. Auf Dauer kann dies zu Gewichtszunahme führen. Daher ist fraglich, ob der potenzielle Gesundheitsgewinn durch die bessere Aufnahme fettlöslicher Vitamine die möglichen Nachteile einer höheren Energiezufuhr aufwiegt.

STUDIE IM CHECK
White W.S., Zhou Y., Crane A., Dixon P., Quadt F. & Flendrig L.M. (2017). Modeling the dose effects of soybean oil in salad dressing on carotenoid and fat-soluble vitamin bioavailability in salad vegetables. The American Journal of Clinical Nutrition, 106(4), 1041–1051.

Die Tests fanden nach einem strengen Protokoll unter Laborbedingungen statt. Das ist notwendig, um den spezifischen Effekt von Öl überprüfen zu können. In Wirklichkeit essen wir einen Rohkostsalat meistens in Kombination mit anderen Nahrungsmitteln wie beispielsweise Brot, Fleisch oder Fisch. Diese können ihrerseits auch einen (positiven oder negativen) Einfluss auf die Aufnahme von Vitaminen haben. Das macht es schwierig zu bestimmen, wie sich die Aufnahme der fettlöslichen Vitamine letztlich auswirkt.

Auch die großen Unterschiede zwischen den Teilnehmern darf man nicht aus den Augen verlieren. Warum bei manchen die Aufnahme durch das Öl stark anstieg, während bei anderen kaum ein Effekt nachzuweisen war, ist nicht klar und erfordert mehr Studien mit einer größeren Zahl von Versuchspersonen.

Außerdem ist zu beachten, dass in der vorliegenden Studie nicht die gesundheitsfördernden Wirkungen von Öl selbst untersucht worden sind, sondern lediglich, ob und inwiefern Sojaöl die Aufnahme von fettlöslichen Vitaminen begünstigt. Pflanzenöle, insbesondere Oliven- und Rapsöl, sind unabhängig von dem Ergebnis dieser Studie wichtiger Bestandteil einer ausgewogenen Ernährung.

Zum Schluss ein nicht ganz unwichtiges Detail: Diese Studie wurde von Unilever gesponsert. Unilever möchte natürlich nichts lieber, als dass wir alle unsere Rohkost mit Öl oder Dressing verfeinern.

ERGEBNIS DES STUDIENCHECKS

Öl auf unserem Rohkostsalat kann bei manchen einen positiven Effekt auf die Aufnahme fettlöslicher Vitamine haben. Ob dies auch insgesamt unserer Gesundheit zugutekommt, ist nicht bewiesen.

+++ HABEN KINDER, DIE FISCH ESSEN, EINEN HÖHEREN IQ? +++

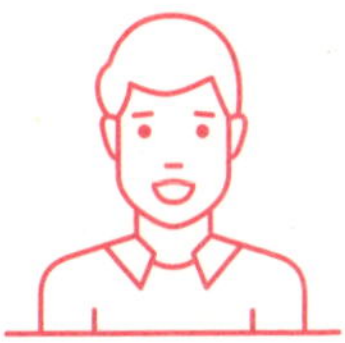

Fisch ist eine wichtige Quelle für Omega-3-Fettsäuren. Schon lange heißt es, diese seien gut für die Funktion des Gehirns. Man denke nur an die Fischöl-Nahrungsergänzungsmittel, die mit Verkaufsargumenten wie bessere Konzentration und prägnanteres Gedächtnis werben. Einige wenige begrenzte Tierexperimente sollten einen positiven Einfluss auf die Hirnfunktionen bestätigen. Diese neue amerikanische Studie ist ein Versuch, das Phänomen an Kindern zu untersuchen.

Die Forscher begleiteten 541 chinesische Schulkinder zwischen 9 und 11 Jahren bis zu ihrem zwölften Lebensjahr. Mit 12 Jahren legten alle Kinder einen IQ-Test ab. Eltern und Kinder wurden zu ihrem Schlaf und zu ihrem Fischkonsum befragt. Die Forscher wollten wissen, ob ein hoher Fischkonsum die Schlafqualität und/oder die Intelligenz beeinflusst. Sie stellten fest, dass Kinder, die viel Fisch gegessen hatten, mit 12 Jahren einen höheren IQ besaßen und weniger häufig von Schlafproblemen berichteten. Die Kinder, die wöchentlich Fisch aßen, erzielten beim IQ-Test im Durchschnitt 4,8 Punkte mehr als diejenigen, die selten oder nie Fisch verzehrten. Hin und wieder Fisch essen führte zu 3,3 Punkten mehr. Ob ein IQ-Unterschied von 4 Punkten irgendeinen Einfluss auf die schulischen Leistungen hat, wurde nicht untersucht.

STUDIE IM CHECK
https://www.nature.com/articles/s41598-017-17520-w.

Intelligenz ist eine komplexe Angelegenheit, bei der sehr viele Faktoren zum Tragen kommen. Es ist nicht sehr wahrscheinlich, dass sich der IQ ändern lässt, indem man einfach nur ein einziges Nahrungsmittel häufiger zu sich nimmt. Ob Fisch einen Einfluss auf die Entwicklung des Gehirns und die Intelligenz hat, kann diese Studie ganz sicher nicht beweisen. Dass sich die Schlafqualität verbessert, wenn man regelmäßig Fisch isst, ist ebenfalls ein nicht erklärbarer Zusammenhang. Mal angenommen, in der Behauptung steckte doch ein kleiner wahrer Kern – wie viel Fisch müsste man dann essen? Und vor allem welchen Fisch? Vermutlich fetten Fisch, der möglichst viel Omega-3 liefert? Doch das wurde leider nicht abgefragt. Und stimmen die Antworten der Eltern und Kinder? Haben diejenigen mit einem höheren IQ tatsächlich in den vergangenen Jahren wöchentlich Fisch gegessen? Es ist schwierig, sich daran zu erinnern, wie oft man ein bestimmtes Lebensmittel in den vergangenen Jahren gegessen hat.

Andererseits passt Fisch in eine gesunde Ernährung, das zeigt auch die Ernährungspyramide. Einmal pro Woche fetten Seefisch essen reicht aus, denn Überfischung ist schlecht für die Umwelt und Fische sind manchmal selbst verschmutzt.

ERGEBNIS DES STUDIENCHECKS

Bei einer Gruppe Zwölfjähriger haben diejenigen, die wöchentlich Fisch aßen, im Durchschnitt bei einem IQ-Test etwas besser abgeschnitten als Kinder, die kaum oder keinen Fisch essen. Ob das bedeutet, dass man sich mit Fisch schlauer essen kann, scheint ein wenig zu simplifizierend, um wahr zu sein. Das lässt sich mit dieser Studie auch nicht nachweisen.

+++ HILFT MEDITERRANE ERNÄHRUNG GENAUSO GUT GEGEN SODBRENNEN WIE MEDIKAMENTE? +++

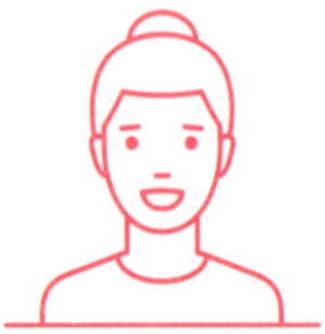

Sehr viele Menschen kämpfen mit Sodbrennen, aufsteigender Magensäure oder GORD (Gastro-oesophageal reflux disease) und schlucken Magensäurehemmer, beispielsweise den Arzneistoff Omeprazol. Diese Medikamente sollte man lieber nicht länger als ein bis zwei Monate einnehmen und sie anschließend langsam wieder abbauen. Menschen mit Reflux erhalten in der Regel den Rat, ihre Essgewohnheiten zu ändern: sparsam sein mit Kaffee, Tee, Schokolade, frittierten und fettigen Lebensmitteln, stark gewürzter Nahrung und Alkohol. Dazu werden Magensäurehemmer verschrieben. Forscher aus New York verglichen die Effekte dieser Behandlung (Nahrungsempfehlung und Medikation) mit der Mittelmeerdiät: viel Gemüse, Obst, Vollkornprodukte, Nüsse, Fisch, wenig Fleisch und keine Medikamente. Zur Evaluierung zogen sie 85 Personen von durchschnittlich 60 Jahren heran, die zwischen 2010 und 2012 mit ein oder zwei Magensäurehemmern behandelt worden waren und die üblichen Ernährungsempfehlungen bekommen hatten. Außerdem untersuchten sie 99 Personen, im Durchschnitt 57 Jahre alt, die nur eine Mittelmeerdiät befolgten und keine Medikamente nahmen. Diese Diät, die sie sechs Wochen lang sehr genau befolgten, bestand zu 90 bis 95 Prozent aus pflanzlichen Produkten und ersetzte Wasser durch alkalisches Wasser (pH > 8,0). Die Effekte wurden durch die Verwendung einer Evaluationsskala (RSI oder Reflux Symptom Index) quantifiziert, bei der eine bedeutende Reduktion einer Verminderung um mindestens 6 Punkte auf dieser Skala entspricht. Eine solche Verbesserung konnten die Wissenschaftler bei 54 Prozent der Teilnehmer aus der Medikamentengruppe feststellen und bei 62,6 Prozent aus der Mittelmeerdiätgruppe. Der Unterschied ist statistisch nicht signifikant, bedeutet aber dennoch, dass aufsteigende Magensäure ebenso gut mit der Mittelmeerdiät ohne Tabletten behandelt werden kann. Dazu kommt noch, dass diese Diät zahlreiche weitere Gesundheitsvorteile bietet und im Gegensatz zu Medikamenten keine Nebenwirkungen hat.

STUDIE IM CHECK
Zalvan C.H., Hu S., Greenberg B. u.a. A Comparison of Alkaline Water and Mediterranean Diet vs Proton Pump Inhibition for Treatment of Laryngopharyngeal Reflux. JAMA Otolaryngology – Head & Neck Surgery. Online veröffentlicht am 7. September 2017.

Diese Studie ist mit nur zwei kleinen Teilnehmergruppen begrenzt. Dadurch lässt sich nur schwer feststellen, welchen Anteil daran nun die Mittelmeerdiät hat.

Außerdem ist unklar, inwiefern die erste Gruppe den Ernährungsempfehlungen wirklich folgte. Trotzdem ist es sinnvoll, sich bei saurem Aufstoßen nach der Mittelmeerdiät zu ernähren, statt nach Medikamenten zu greifen. Die Mittelmeerdiät stimmt zum größten Teil mit den Empfehlungen der Deutschen Gesellschaft für Ernährung e.V. (DGE) überein und hilft beispielsweise auch bei einem zu hohen Cholesterinspiegel.

Von Magensäurehemmern weiß man, dass sie zu lang und zu oft verwendet werden. Das birgt hohe Risiken wie vorzeitigen Tod, möglicherweise eine höhere Wahrscheinlichkeit auf einen Schlaganfall und sogar auf Demenz. Doch Vorsicht – für manche Indikationen sind Magensäurehemmer dennoch angesagt. Vor allem, wenn eine andere Krankheit ursächlich ist – etwa ein Magengeschwür oder eine Entzündung der Speiseröhre.

ERGEBNIS DES STUDIENCHECKS

Wer unter aufsteigender Magensäure (Reflux) leidet, ohne dass dahinter eine andere Krankheit steckt, sollte lieber seine Ernährungsgewohnheiten ändern und auf eine Mittelmeerdiät umsteigen als Magensäurehemmer zu schlucken, die ein gewisses Risiko bergen. Eine gesunde Ernährung hat, wenn überhaupt, nur positive Nebenwirkungen.

+++ SENKT TEE DAS RISIKO FÜR EIN GLAUKOM? +++

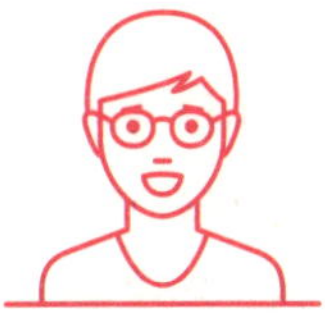

Ein Glaukom ist eine Augenerkrankung, die durch einen zunehmenden Druck im Augapfel gekennzeichnet ist. Auf Dauer kann sie den Augennerv beschädigen und – als schlimmste Komplikation – eine Erblindung zur Folge haben. Schon seit Längerem steht die Behauptung im Raum, Koffein erhöhe den Augendruck. Deswegen haben amerikanische Wissenschaftler untersucht, ob es einen Zusammenhang gibt zwischen dem Konsum koffeinhaltiger Getränke und Getränken ohne Koffein. Dazu verwendeten sie Daten aus der jährlichen Umfrage (NHANES) unter etwa 10000 Menschen zu ihren Ernährungsgewohnheiten. Daraus wählte man 1678 Menschen von über 40 Jahren aus, von denen Daten einer Augenuntersuchung zur Verfügung standen. Ein Glaukom kann sehr leicht mit einem einfachen Augentest diagnostiziert werden. Das mit Abstand am häufigsten konsumierte Getränk in der befragten Gruppe war Kaffee: 45 Prozent tranken ihn täglich. Nur 8,4 Prozent tranken täglich mindestens eine Tasse heißen Tee. Die Wissenschaftler entdeckten, dass Menschen, die mehr als sechs Tassen Tee pro Woche tranken, seltener Anzeichen eines Glaukoms zeigten. Das Risiko auf ein Glaukom soll ihren Berechnungen nach um 74 Prozent niedriger liegen.

STUDIE IM CHECK
Wu C.M., Wu A.M., Tseng V.L. u. a. Frequency of a diagnosis of glaucoma in individuals who consume coffee, tea and/or soft drinks. British Journal of Ophthalmology.

Die Zahl der Menschen in dieser Studie, die täglich heißen Tee trinkt, ist sehr klein, wodurch der Zusammenhang statistisch auf reinem Zufall beruhen kann. Der Konsum ist eine Schätzung der Versuchspersonen, die an einer Umfrage teilgenommen haben und angaben, wie viel Tee sie in den vergangenen zwölf Monaten getrunken hatten. Angaben zu Teesorte oder Länge der Brühzeit wurden nicht abgefragt. Außerdem fanden andere Faktoren, die das Risiko auf ein Glaukom fördern, wie bestimmte Medikamente (unter anderem Antidepressiva) keine Berücksichtigung.

ERGEBNIS DES STUDIENCHECKS

Diese Studie kann nicht nachweisen, dass eine tägliche Tasse Tee vor der Augenkrankheit Glaukom schützt. Die Zahlen sind so begrenzt, dass es sich möglicherweise um einen rein zufälligen Fund handelt.

+++ VERURSACHT FAST FOOD PSYCHISCHE PROBLEME? +++

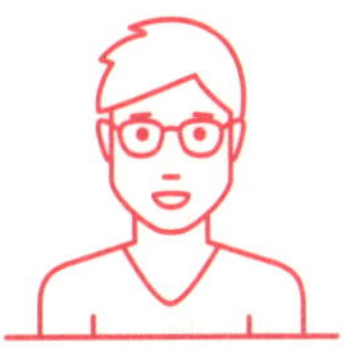

Amerikanische Forscher sind der Frage nach dem Zusammenhang von Fast Food und psychischer Gesundheit nachgegangen. Dabei wollten sie vor allem prüfen, ob es Unterschiede zwischen jungen Erwachsenen (18 bis 29 Jahre) und Erwachsenen (Ü 30) gibt.

Mit einer Umfrage bestimmten sie Ernährungs- und Bewegungsgewohnheiten. Für die Messung der psychischen Gesundheit fand ein standardisierter Fragebogen Verwendung (Kessler-Fragebogen). Die Umfrage und der Fragebogen wurden über die sozialen Medien verbreitet. Es gab also nie einen direkten Kontakt mit den Teilnehmern. Insgesamt füllten 563 Personen den Fragebogen aus, darunter 463 Personen unter 30 Jahren.

Nach statistischer Analyse beschlossen die Forscher, dass bei den jungen Erwachsenen ein mehr als dreimal wöchentlicher Fast-Food-Konsum einen negativen Effekt auf die psychische Gesundheit habe. Auch zu wenig Fleisch (< dreimal/Woche) und zu wenig Bewegung hatten eine negative Auswirkung. Bei den Erwachsenen, so die Forscher, beeinflussten vor allem zu wenig Obst und Kohlenhydrate und das Überspringen des Frühstücks die psychische Gesundheit negativ.

Diese Studie erfasst lediglich einen losen Zusammenhang zwischen dem, was eine Person isst und wie es um ihre psychische Gesundheit bestellt ist. Ob es einen ursächlichen Zusammenhang zwischen beiden Erscheinungen gibt und wie dieser aussieht, kann anhand dieser Studie nicht bestimmt werden. Es könnte auch durchaus sein, dass der Konsum von Fast Food eine Folge davon ist, dass man sich in seiner Haut nicht wohlfühlt.

STUDIE IM CHECK
Begdache L., Chaar M., Sabounchi N. & Kianmehr H. (2017). Assessment of dietary factors, dietary practices and exercise on mental distress in young adults versus matured adults: A cross-sectional study. Nutritional Neuroscience.

Um statistisch relevante Aussagen machen zu können, ist es außerdem wichtig, dass die beiden Gruppen, die man vergleichen möchte, ausreichend groß sind. In dieser Studie war das nicht der Fall: Die Gruppe der jungen Erwachsenen ist deutlich größer als die der Teilnehmer über 30 Jahre. Außerdem wird nicht beschrieben, wie viele Personen in jeder Gruppe im Bereich psychische Gesundheit schlecht abschnitten. Das beeinflusst jedoch auch die Interpretation der Ergebnisse. Sowohl der Ansatz dieser Studie als auch die Methode der Datenverarbeitung führen dazu, dass die

Ergebnisse mit der notwendigen Vorsicht interpretiert werden müssen. Mit anderen Worten: Diese Studie trägt wenig zu bereits vorhandenen bei, in denen es um den Zusammenhang zwischen Ernährung und psychischer Gesundheit geht. Ob die Ernährung bei der Entstehung psychischer Krankheiten wie Depressionen tatsächlich eine wichtige Rolle spielt, ist noch nicht abschließend geklärt und eher anzuzweifeln.

ERGEBNIS DES STUDIENCHECKS

Natürlich ist es nicht vernünftig, viel Fast Food zu essen, aber ob man davon psychische Probleme bekommt, ist nicht nachgewiesen und fraglich.

+++ TRINKT MAN MEHR, WENN DIE WEINGLÄSER GRÖSSER SIND? +++

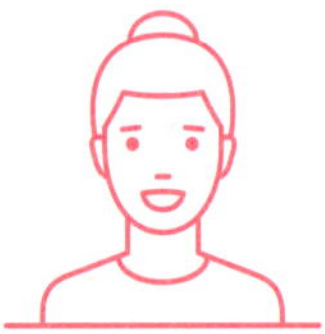

Weingläser werden immer größer, bemerkten Wissenschaftler der University of Cambridge in einer britischen Studie. Sie untersuchten, welche Gläser seit dem Jahr 1700 in England für den Weinkonsum verwendet wurden. Dabei sammelten sie Informationen im Ashmolean Museum in Oxford (43 Weingläser aus der Zeit von 1700 bis 1800), von den königlichen Familien (jeder Monarch bekommt bei Amtsantritt ein neues Gläserset – von ihnen stammen Informationen über 24 Weingläser aus der Periode 1808 bis 1947), von eBay (65 Gläser gefunden aus 1840 bis 2016), aus dem Katalog von Dartington Crystal und vom britischen Gläserfabrikanten John Lewis. Der Glasinhalt veränderte sich von durchschnittlich 66 Milliliter im 18. Jahrhundert zu durchschnittlich 417 Milliliter seit dem Jahr 2000. 2016 bis 2017 fasste ein durchschnittliches Weinglas

449 Milliliter Inhalt. Die Gläser wurden also innerhalb von 300 Jahren fast siebenmal so groß.

In den vergangenen Jahrhunderten stieg der Weinkonsum in Großbritannien und anderen Ländern Europas erheblich an. Wein wurde zu einem leicht zugänglichen und beliebten Produkt. Die britischen Forscher fragen sich, ob ein Zusammenhang besteht zwischen den immer größer werdenden Gläsern und dem gestiegenen Weinkonsum, aber der ist nur schwer nachzuweisen. Dennoch halten sie es für eine gute Idee, durch die Verwendung kleinerer Gläser den Konsum in Grenzen zu halten, ebenso wie man von kleinen Tellern essen soll, wenn man Kalorien sparen möchte.

Diese Studie erschien in der Weihnachtsausgabe der Fachzeitschrift British Medical Journal und sollte daher mit einem Augenzwinkern gelesen werden. Probleme wie Alkoholismus lassen sich nicht durch die Verwendung kleinerer Gläser eindämmen und es wurde nicht nachgewiesen, dass man aus einem größeren Glas mehr trinkt. Andererseits können wir uns vorstellen, dass die Standardmenge von 100 Milliliter Wein in einem Ballonglas, das beinahe einen halben Liter fasst, kaum den Boden bedeckt. Wahrscheinlich neigt man dann eher dazu, in ein so großes Glas mehr einzuschenken.

STUDIE IM CHECK
Zupan Z., Evans A., Couturier D. u.a. Wine glass size in England from 1700 to 2017: a measure of our time. BMJ. Online veröffentlicht am 13. Dezember 2017.

Was für Speisen nachgewiesen wurde, nämlich, dass die Leute von kleineren Tellern weniger essen, wurde für Getränke und Gläser noch nicht untersucht.

ERGEBNIS DES STUDIENCHECKS

Unsere Weingläser werden immer größer, stellten Forscher fest. Ob wir dadurch mehr Wein trinken, konnten sie nicht nachweisen. Wer sein Trinkverhalten einschränken möchte, sollte es aber einfach einmal probieren und ein kleineres Glas nehmen. Schaden kann es nicht.

+++ STEIGT DAS RISIKO FÜR UNTERERNÄHRUNG, WENN EINEM VIELE ZÄHNE FEHLEN? +++

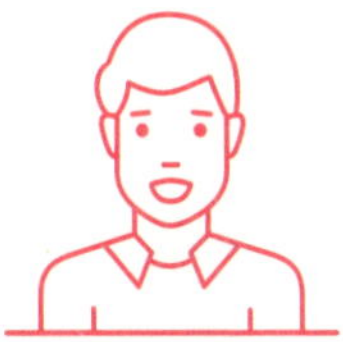

Es handelt sich um eine amerikanische Studie an 1852 Erwachsenen mit einem Durchschnittsalter von 62 Jahren. Sie wurden zahnmedizinisch untersucht und füllten Fragebögen zu ihren Essgewohnheiten aus, außerdem wurde ihre Greifkraft gemessen. Die Forscher wollten wissen, ob es einen Zusammenhang zwischen der Anzahl der vorhandenen Zähne einer Person und ihrer Muskelkraft gibt. Für gewöhnlich gilt die Behauptung, wir bräuchten mindestens 20 Zähne, damit wir normal kauen können. Also wurden die Teilnehmer in drei Gruppen eingeteilt: Menschen mit mindestens 20 Zähnen, Menschen mit weniger als 20 Zähnen und einem Kunstgebiss und Menschen mit weniger als zwanzig Zähnen ohne Kunstgebiss. Die maximale Greifkraft der Hände vermittelt eine ganz gute Vorstellung über die Gesamtmuskelmasse. Greifkraftwerte werden in Kilogramm ausgedrückt: Für ältere Frauen liegt die Grenze bei 20 Kilogramm und bei älteren Männern bei 30 Kilogramm. Unterhalb dieser Werte gilt eine Person als schwach.

Die Forscher stellten fest, dass 9 Prozent der Teilnehmer zu schwach waren: Dabei handelte es sich häufiger um Menschen mit ungesunden Essgewohnheiten, Untergewicht oder Normalgewicht, Mangel an Bewegung und Singles. Diejenigen mit weniger als 20 Zähnen, die kein Kunstgebiss hatten, waren 1,3-mal schwächer als Menschen mit mehr als 20 Zähnen oder einem Kunstgebiss. Ungesündere Essgewohnheiten boten hier lediglich eine Teilerklärung, denn in der schwachen Gruppe mit weniger als 20 Zähnen waren auch häufiger Menschen, die in Armut lebten, wenig Bewegung hatten und untergewichtig waren. Die Wissenschaftler schlossen daraus, dass Mundgesundheit bei Kraftverlust im höheren Alter eine Rolle spielen kann.

STUDIE IM CHECK
Lee S., Sabbah W. Association between number of teeth, use of dentures and musculoskeletal frailty among older adults. Geriatrics & Gerontology International. Online veröffentlicht am 7. Dezember 2017.

Der kritischste Punkt dieser Studie liegt darin, dass die zahnmedizinische Kontrolle und die Evaluation der Greifkraft zum selben Zeitpunkt geschahen. Dadurch kann man nie wirklich behaupten, die verminderte Greifkraft sei die Folge eines schlechten Gebisszustands. Außerdem ist auch klar, dass der Kraftverlust in späteren Jahren von viel mehr Faktoren beeinflusst wird als nur dem Kauen weniger gesunder Nahrung, weil man möglicherweise weniger Zähne hat. Faktoren wie wenig körperliche Bewegung und Armut spielen eine wichtigere Rolle. Eine schlechte Mundgesundheit ist häufig ein Zeichen von Armut.

Um gesunde Nahrung (Obst, Gemüse) essen zu können, brauchen wir ein kräftiges Gebiss. Fehlen zu viele Zähne, kann man das auch mit Zahnprothesen oder einem künstlichen Gebiss perfekt auffangen. Ein solches Gebiss muss jedoch gut sitzen, sonst riskiert man erneut, vor allem weiche Nahrung aufzunehmen. Dann ist der Schritt zur Unterernährung nicht weit. Andere Studien zeigen, dass Senioren in Pflegeheimen und mit einem schlecht sitzenden künstlichen Gebiss häufig unterernährt sind.

ERGEBNIS DES STUDIENCHECKS

Wer ungesund isst und lebt (vor allem zu wenig Bewegung hat), verliert im fortgeschrittenen Alter Muskelmasse, was zerbrechlich macht und die Gesundheit untergräbt. Um gesund zu essen, muss man gut kauen können und dafür sind mindestens 20 Zähne nötig. Fehlen zu viele, kann eine Gebissprothese oder ein Prothesenelement diesen Mangel hervorragend auffangen.

+++ HILFT SCHWARZER TEE BEIM ABNEHMEN? +++

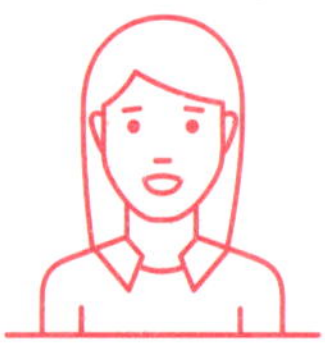

In einer Studie an Mäusen gingen Wissenschaftler der Frage nach, welche Auswirkung Polyphenole (Antioxidantien) in grünem und schwarzem Tee auf das Gewicht haben. Dafür teilten sie 48 männliche Mäuse in vier Gruppen ein. Die erste Gruppe wurde fettarm und zuckerreich ernährt, die zweite fett- und zuckerreich. Bei der dritten und vierten Gruppe wurde die fett- und zuckerreiche Ernährung um grüne beziehungsweise schwarze Tee-Extrakte ergänzt.

Nach vier Wochen stellte sich heraus, dass die Mäuse, die fettarm und zuckerreich ernährt worden waren oder die Diät mit den Tee-Extrakten bekamen, weniger wogen als die Mäuse, die fett- und zuckerreich ernährt worden waren. Der positive Effekt soll teilweise dem Einfluss auf die Darmflora zuzuschreiben sein. Beide Teesorten hatten darauf eingewirkt: Es kam zu einer

Senkung von Bakterien, die mit Übergewicht in Zusammenhang gebracht werden, und im Gegenzug zu einem Anstieg von Bakterien mit einem positiven Effekt auf das Gewicht.

Mit dieser Studie versuchten die Forscher herauszufinden, welche Mechanismen den eventuellen positiven Effekt von Tee auf das Gewicht erklären können. Diese sollen nicht nur der direkten Wirkung von Polyphenolen (Antioxidantien) auf beispielsweise die Fettverbrennung zuzuschreiben sein, sondern auch der Wirkung auf die Darmflora.

Bei der Bewertung dieser Studie sei zu allererst gesagt: Menschen sind keine Mäuse. Ergebnisse von Tierversuchen müssen immer mit einer Studie an Menschen bestätigt werden. Vorläufig ist nicht klar, welchen Effekt Tee auf unser Gewicht hat. Aus einer kleinen Metaanalyse von fünf klinischen Studien geht hervor, dass grüner Tee oder Pu-Erh-Tee einen positiven Effekt auf das Gewicht von Personen haben soll, die am metabolischen Syndrom leiden. Auf Grundlage einer Cochrane Übersichtsarbeit schlussfolgerten Wissenschaftler allerdings, dass Tee nur einen kleinen positiven Effekt hat, der eigentlich nicht von Bedeutung ist.

STUDIE IM CHECK
Henning S.M., Yang J., Hsu M., Lee R.P., Grojean E.M., Ly A. ... & Li Z. (2017). Decaffeinated green and black tea polyphenols decrease weight gain and alter microbiome populations and function in diet-induced obese mice. European Journal of Nutrition, 1–11.

Aus einer neueren Studie geht auch hervor, dass die Ergebnisse nicht eindeutig sind: Manchmal ist ein positiver Effekt zu verzeichnen, aber genauso gut kann es auch keinerlei Auswirkungen auf das Gewicht geben. Die wechselnden Ergebnisse sind teilweise den großen Unterschieden im Versuchsaufbau und der verwendeten Mengen geschuldet. Die Teesorte und die Menge der Polyphenole sollen ebenfalls eine Rolle spielen. Trotzdem werden Tabletten mit Extrakten aus grünem Tee als Mittel gegen Übergewicht angepriesen. Deren Gebrauch ist jedoch nicht unbedenklich: Langfristige Verwendung kann zu Leberschäden führen.

ERGEBNIS DES STUDIENCHECKS

Extrakte aus grünem und schwarzem Tee haben einen positiven Effekt auf das Gewicht von Mäusen. Das ist teilweise dem Einfluss auf die Darmflora zuzuschreiben. Ob Menschen davon auch profitieren, ist eher fragwürdig. Studien an Menschen haben bislang noch kaum einen Effekt nachweisen können.

+++ SCHÜTZT APFELESSIG VOR KREBS? +++

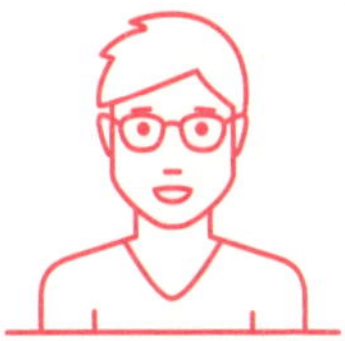

Eine Handvoll Studien hat die Auswirkungen von Essig (meist Reisessig) auf die Entwicklung und das Wachstum von Krebszellen in Petrischalen und an Versuchstieren untersucht. Diese Studien konstatierten einen hemmenden Effekt von Essig auf Krebszellen. Ohne diese Befunde an Menschen zu testen, können wir für sie jedoch keine Aussagen treffen.

Die Suche in einigen spezialisierten Datenbanken ergibt lediglich eine Studie, die den Einfluss von Apfelessig auf Krebszellen beim Menschen erforscht, genauer gesagt, auf die Entwicklung des Non-Hodgkin-Lymphoms, einem spezifischen Blutkrebstyp. Diese Studie begleitete eine große Gruppe von Amerikanerinnen zwischen 55 und 69 Jahren über einen Zeitraum von 20 Jahren. 1986 nahmen die Forscher mit 41836 Frauen telefonisch Kontakt auf, gefolgt von einem weiteren

Telefonat im Jahr 2005. Ihre Essgewohnheiten wurden regelmäßig abgefragt und es wurde notiert, wie viele der Probandinnen ein Non-Hodgkin-Lymphom entwickelten: 415.

Anschließend versuchten die Forscher herauszufinden, ob der Verzehr bestimmter Lebensmittel, die reich an Antioxidantien sind, mit einem verringerten Risiko, an diesem Krebstyp zu erkranken, in Zusammenhang gebracht werden konnte. Sie stellten fest, dass eine Ernährung mit viel Obst und Gemüse, Gemüse im Allgemeinen, Apfelsaft/Essig, gelbem/orangefarbenem Gemüse, Kreuzblütler-Gemüse und Brokkoli einen schützenden Effekt aufweist, während eine Ernährung mit viel Obst, Zitrusfrüchten, Blattgemüse, Mehrkorn und Nüssen keinen Einfluss auf die Entwicklung dieser Krebsart hat.

STUDIE IM CHECK
Thompson C.A., Habermann T.M., Wang A.H., Vierkant R.A., Folsom A.R., Ross J.A., Cerhan J.R. Antioxidant intake from fruits, vegetables and other sources and risk of non-Hodgkin's lymphoma: The Iowa Women's Health Study. International Journal of Cancer. 2010. 126(4): 992–1003.

Um die Wirkung bestimmter Risikofaktoren auf eine relativ seltene Krebsart aufzuzeigen, braucht man einen langen Folgezeitraum und eine große Zufallsauswahl. Das sind die Stärken dieser Studie. Andererseits kann es viele Einflussfaktoren geben. So ging beispielsweise aus der Befragung hervor, dass Frauen, die viel Obst und Gemüse aßen, häufig eine höhere Bildung besaßen, mehr rotes Fleisch aßen und Alkohol tranken. Das zeigt, dass der Konsum bestimmter Obst- und Gemüsesorten nicht der einzige Unterschied zwischen den Frauen war, die das Non-Hodgkin-Lymphom entwickelten oder eben nicht. Die Informationen zur Ernährungsweise dieser Frauen wurden über Fragebögen gesammelt, die in 20 Jahren fünfmal verschickt wurden. Das ist eine sehr ungenaue Art der Datensammlung.

Übrigens wurde der Effekt einer ganzen Reihe von Nahrungsmitteln untersucht, die viele Antioxidantien enthalten. Apfelessig war nur eines davon. Für viele dieser Mittel fand man einen Zusammenhang zwischen einem niedrigeren Risiko, an Non-Hodgkin-Lymphom zu erkranken, aber niemand konnte einen möglichen ursächlichen Zusammenhang nachweisen. Wenn man viele Mittel abfragt, steigt die Wahrscheinlichkeit des Zufalls, irgendwo einen Zusammenhang zu finden.

Und schließlich hat diese Studie zwar die Auswirkungen einer Ernährung untersucht, die viele Antioxidantien enthält, aber nur hinsichtlich eines einzigen Krebstyps. Es ist nicht klar, ob der aufgezeigte Unterschied auch für andere Krebsarten gilt.

ERGEBNIS DES STUDIENCHECKS

Es gibt nur eine einzige Studie zum Effekt von Apfelessig auf die Entwicklung des Non-Hodgkin-Lymphoms bei Frauen – und diese zieht eine zweifelhafte Schlussfolgerung. Denn der Schutz vor oder die Entwicklung von Krebs lässt sich nie unabhängig von den sonstigen Lebens- und Ernährungsgewohnheiten eines Menschen steuern – und schon gar nicht mit nur einem einzigen spezifischen Nahrungsmittel.

+++ HELFEN BEREITS 40 GRAMM KÄSE PRO TAG GEGEN HERZKRANKHEITEN? +++

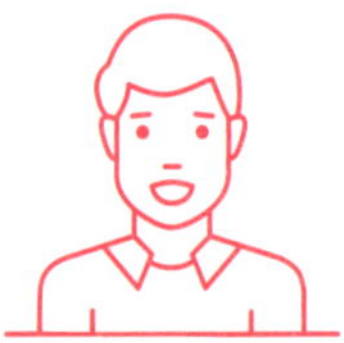

In letzter Zeit wird durchaus häufiger suggeriert, Käse sei gut gegen Herz-Kreislauf-Erkrankungen. Ein chinesisches Forschungsteam fand 15 Studien, überwiegend in Europa und in den USA durchgeführt, die den Einfluss von Ernährung auf die Gesundheit bei insgesamt mehr als 34000 Personen untersuchten. Den vielen ausgefüllten Fragebögen entnahmen sie den Käsekonsum und verglichen ihn mit dem Auftreten von Herz-Kreislauf-Erkrankungen wie Herzinfarkt und Schlaganfall unter den Teilnehmern.

Spezifischer betrachteten sie die Menge des verzehrten Käses (mehr oder weniger als 40 Gramm pro Tag) und die Gesundheit. Dabei stellten sie fest, dass Menschen, die entweder weniger als 40 Gramm Käse pro Tag oder aber mehr als 40 Gramm aßen, ein leicht erhöhtes Risiko auf Herzerkrankungen und Schlaganfälle hatten. Wer dagegen 40 Gramm Käse pro Tag aß, hatte ein 10 Prozent geringeres Risiko auf einen Schlaganfall und ein 14 Prozent geringeres Risiko auf einen Herzinfarkt. Die Forscher legen den Schluss nahe, dass die gesättigten Fettsäuren im Käse möglicherweise weniger negative Folgen für die Gesundheit haben als die gesättigten Fette im Fleisch.

Drei der chinesischen Wissenschaftler, die in diese Studie einbezogen waren, arbeiten für die Milchwirtschaft in China, auch wenn sie explizit behaupten, dies habe keinerlei Auswirkung auf ihre Analyse gehabt.

Alles dreht sich um 40 Gramm Käse pro Tag, ohne Käsesorten, fetten und mageren Käse zu unterscheiden. Ein Europäer isst im Durchschnitt 49 Gramm Käse pro Tag, zeigen andere Studien. Eine Scheibe Käse wiegt durchschnittlich 33 Gramm, eine dicke Scheibe müsste also das Risiko auf Herzerkrankungen senken, während zwei Scheiben oder eine halbe Scheibe das Risiko ansteigen lassen müssten. Bei einem solchen Ergebnis kann man nur die Stirn runzeln, zumal nicht bekannt ist, was diese Menschen außer Käse sonst noch aßen, ob sie rauchten, Sport trieben, Diabetes oder hohen Blutdruck hatten usw. Aussagen über die Auswirkungen eines einzigen Nahrungsmittels auf die Gesundheit sind nicht stichhaltig, man muss immer das Gesamtbild im Auge behalten. Im Übrigen bedeutet eine Risikosenkung von 10 Prozent wenig.

STUDIE IM CHECK
Chen G. C., Wang Y., Tong X. u.a. Cheese consumption and risk of cardiovascular disease: a meta-analysis of prospective studies. European Journal of Nutrition. Veröffentlicht am 16. August 2016.

ERGEBNIS DES STUDIENCHECKS

40 Gramm Käse pro Tag – ungefähr eine dicke Scheibe – sollen das Risiko auf Herzerkrankungen verringern, während der Konsum von weniger oder mehr Käse das Risiko ansteigen lässt, behaupten Wissenschaftler. Einen echten ursächlichen Zusammenhang konnten sie nicht aufzeigen. Solche Aussagen sind sinnlos, denn man muss immer die vollständige Ernährungs- und Lebensweise betrachten, um etwas über die Gesundheit sagen zu können.

+++ IST KAFFEE GUT ODER SCHLECHT FÜR DIE GESUNDHEIT? +++

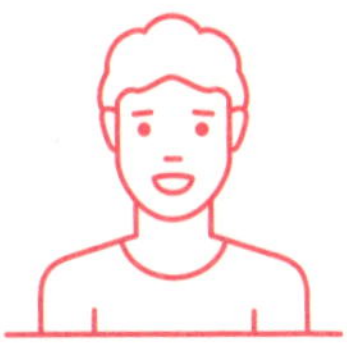

Britische Forscher machten sich die Mühe, alle Studien zusammenzustellen, die je über die gesundheitlichen Auswirkungen von Kaffee veröffentlicht wurden, und sie gemeinsam in einer großen Übersichtsstudie zu analysieren. Die meisten Studien finden günstige Effekte auf die Gesundheit, einige auch ungünstige. Zu den günstigen Ergebnissen gehören: 10 Prozent geringeres Risiko auf einen vorzeitigen Tod (während des Studienzeitraums), 19 Prozent geringeres Risiko auf Herz-Kreislauf-Erkrankungen, 18 Prozent geringeres Risiko auf Krebs, 29 Prozent geringeres Risiko auf nicht alkoholbedingte Lebererkrankungen und 30 Prozent geringeres Risiko auf Diabetes Typ 2. Als ungünstige Effekte von Kaffee erwiesen sich: eine höhere Wahrscheinlichkeit von Kinderleukämie bei Kaffeekonsum während der Schwangerschaft, eine höhere Wahrscheinlichkeit für Lungenkrebs, Fehlgeburten, rheumatologische Arthritis sowie auf ein Kind mit einem niedrigen Geburtsgewicht und Knochenbrüche bei Frauen.

Die Forscher nahmen alle Studien erneut unter die Lupe und analysierten deren Qualität. Die erwies sich durchgängig als sehr bedenklich. So zeigt die Studie, die ein höheres Risiko für Lungenkrebs fand, dass Kaffeetrinker auch häufig rauchten. Natürlich ist dann das Risiko, an Lungenkrebs zu erkranken, höher, aber das hat nichts mit dem Kaffeekonsum zu tun. Auf diese Weise wurden die meisten Zusammenhänge zwischen Kaffee und Gesundheit zerpflückt.

STUDIE IM CHECK
Poole R., Kennedy O.J., Roderick P. u.a. Coffee consumption and health: umbrella review of meta-analyses of multiple health outcomes. BMJ. Online veröffentlicht am 22. November 2017.

Die globale Schlussfolgerung lautet, dass Kaffee zwar der Gesundheit nicht schaden kann, dass jedoch Schwangere und Frauen mit einem erhöhten Risiko auf Knochenbrüche lieber nicht zu viel Kaffee trinken sollten.

Die meisten Studien, die einen Zusammenhang zwischen Kaffee und Gesundheit suchten, sind qualitativ bedenklich, weil nie ein ursächlicher Zusammenhang aufgezeigt werden konnte und meistens andere Faktoren zusammentreffen. Es ist nicht sinnvoll, ein einziges Lebensmittel, in diesem Fall Kaffee, von anderen Ernährungs- und Lebensgewohnheiten zu isolieren, denn ein einziges Produkt kann solche Gesundheitseffekte nie erklären. Es müssen immer alle Lebens- und

Ernährungsgewohnheiten gemeinsam betrachtet werden.

Der einzige Vorbehalt dieser Wissenschaftler bezieht sich auf die Schwangerschaft. Das heißt nicht, dass man während der Schwangerschaft keinen Kaffee trinken soll, sondern dass man ihn lieber nicht kannenweise konsumieren soll. Während einer Schwangerschaft empfehlen sich sicherheitshalber nicht mehr als ein bis zwei Tassen pro Tag.

ERGEBNIS DES STUDIENCHECKS

Über die Auswirkungen von Kaffee auf die Gesundheit wurde schon seitenlang berichtet, aber letzten Endes ist immer noch nicht klar, ob Kaffee nun gesund ist oder nicht. Das Einzige, das wir aus aller Kaffeeliteratur schließen können, ist, dass Kaffee der Gesundheit wahrscheinlich nicht schaden kann und dass sich Schwangere lieber ein wenig zurückhalten sollten.

+++ ENTSPANNT WEIN EINEN UND ERHÖHT BIER DAS SELBSTVERTRAUEN? +++

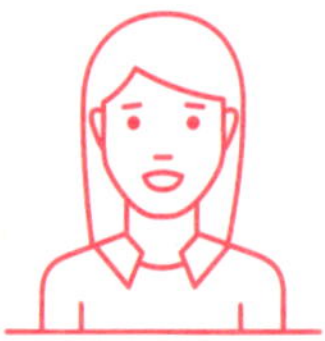

Forscher aus Wales und London stellten einen Fragebogen über Alkohol und Emotionen in elf Sprachen ins Internet. Für die Umfrage, die von November 2015 bis Januar 2016 lief, wurde in 21 Ländern geworben. Die Wissenschaftler wollten herausfinden, welche Emotionen Menschen haben, wenn sie Wein (weiß und rot), Bier oder Schnaps trinken. Die Forscher analysierten 29 836 Antwortformulare von Personen zwischen 18 und 34 Jahren, die alle angegeben hatten, die vier fraglichen Getränke im vergangenen Jahr getrunken zu haben, wie viel sie tranken und zu welcher Gelegenheit. Zur Angabe, wie sie sich dabei fühlten, konnten die Befragten wählen zwischen den positiven Emotionen energisch, selbstsicher, entspannt und sexy und den negativen Emotionen müde, aggressiv, krank, ruhelos und traurig. Die Ergebnisse zeigen, dass Schnapstrinker von allen möglichen Emotionen berichteten, ohne größere Schwankungen positiver oder negativer Art. Auch Bier kann alle möglichen Effekte auf die Stimmung generieren. Auffällig viele Rotweintrinker fühlen sich bei einem Glas Rotwein entspannt und müde, zeigte sich als eine der wenigen Abweichungen. Männer berichteten häufiger von aggressivem Verhalten als Frauen (37 Prozent gegenüber 31,2 Prozent) und je mehr getrunken wird, desto größer ist das Risiko auf Aggression: Laut dieser Umfrage versechsfachte übermäßiges Trinken das Risiko auf Aggressionen bei Männern.

Alkohol kann Emotionen hervorrufen oder vorhandene Emotionen verstärken. Dass Alkohol auch positive Emotionen hervorruft, hat wahrscheinlich mit seiner entspannenden Wirkung zu tun, aber vor allem auch mit dem Kontext. Menschen trinken vor allem abends, in Gesellschaft und auf Festen. Dass Rotwein entspannt und müde macht, ist wahrscheinlich dadurch zu erklären, dass die Leute eher abends trinken, zum Beispiel vor dem Fernseher. Dabei ist man schon ganz von selbst entspannt und auch eher müde, wenn es Abend wird.

STUDIE IM CHECK
Ashton K., Bellis M.A., Davies A.R. u.a. Do emotions related to alcohol consumption differ by alcohol type? An international cross-sectional survey of emotions associated with alcohol consumption and influence on drink choice in different settings. BMJ Open. Online veröffentlicht am 22. November 2017.

Die Studie rennt offene Türen ein und gibt keine klaren Antworten. So wird überhaupt nicht gezeigt, dass bestimmte Getränke eher bestimmte Emotionen auslösen, weil Trinken immer in einem Kontext geschieht.

Die einzige Botschaft, die wir dieser Studie entnehmen können, ist, dass viel trinken aggressiv macht – aber selbst das ist nicht neu.

ERGEBNIS DES STUDIENCHECKS

Menschen werden emotionaler, wenn sie trinken, das ist bekannt. Es gelingt dieser Studie nicht, bestimmte Gefühle mit bestimmten Getränken zu verbinden, denn wie man sich fühlt, wenn man ein Glas trinkt, hängt vor allem vom Kontext und der Menge ab und eher nicht von dem, was sich im Glas befindet.

+++ STEIGERT FLEISCH DAS DIABETESRISIKO? +++

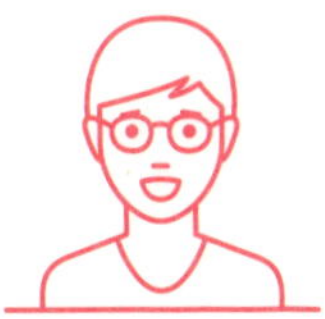

In einer groß angelegten Studie gingen chinesische Forscher der Frage nach, ob es einen Zusammenhang zwischen Fleischkonsum und der Entwicklung von Diabetes gibt. Dafür begleiteten sie durchschnittlich zehn Jahre lang 54411 chinesische Erwachsene zwischen 45 und 75 Jahren. Zu Beginn der Studie sammelten die Wissenschaftler eine große Datenmenge mittels eines validierten Fragebogens. Dort ging es unter anderem um Ernährungsgewohnheiten. Im Laufe der Studie fragten die Forscher nach, wer Diabetes entwickelt hatte und wer nicht. Der Vergleich dieser Daten mit den Ernährungsdaten sollte den Zusammenhang zwischen Fleischkonsum und Diabetes darstellen.

Die statistische Analyse – korrigiert um zahlreiche Störfaktoren – zeigt, dass diejenigen, die das meiste rote Fleisch aßen, eine 23 Prozent höhere Chance hatten, an Diabetes zu erkranken. Auch ein hoher Konsum von Geflügel hatte einen negativen Effekt zur Folge: Das Diabetesrisiko stieg um 15 Prozent.

Zwischen dem Konsum von Fisch, Muschel- und Schalentieren und Diabetes fand sich kein Zusammenhang.

Ähnliche Studien und Metaanalysen haben bereits gezeigt, dass ein hoher Konsum von rotem Fleisch und vor allem von Fleischwaren, das Diabetesrisiko ansteigen lässt. Wie das kommt, ist nicht ganz klar. Eine eventuelle Erklärung ist, dass Hämeisen – eine Form von Eisen in tierischen Produkten – möglicherweise die Insulinresistenz erhöht. Die neue Studie stützt diese These zumindest teilweise. Die Forscher stellten nämlich fest, dass der negative Effekt von rotem Fleisch, dem Hämeisen entzogen wurde, geringer ausfiel. Das zeigt jedoch, dass noch andere Komponenten eine Rolle spielen. Sowohl Nitrit, gesättigte Fette als auch Produkte, die bei der Verarbeitung oder Zubereitung von rotem Fleisch gebildet werden, sollen für das erhöhte Diabetesrisiko verantwortlich sein.

STUDIE IM CHECK
Talaei M., Wang Y.L., Yuan J.M., Pan A. & Koh W.P. (2017). Meat, Dietary Heme Iron and Risk of Type 2 Diabetes Mellitus: The Singapore Chinese Health Study. American Journal of Epidemiology.

Die Ergebnisse der verschiedenen Studien über den Effekt von Geflügel sind viel weniger eindeutig. Es gibt Studien, die auf einen positiven Effekt verweisen, aber ebenso Studien, bei denen ein negativer oder gar kein Effekt festgestellt wurde. Möglicherweise hängt dies mit der großen Unterschiedlichkeit des Eisengehalts bei den verschiedenen Teilen des Geflügels zusammen. Vor allem das Hinterteil ist eine Quelle für reichlich Eisen, während die Brust viel weniger Eisen enthält. Die neue Studie zeigte tatsächlich, dass der negative Effekt beim Geflügel vollständig dem Eisen zuzuschreiben ist.

ERGEBNIS DES STUDIENCHECKS

Wissenschaftler stellten fest, dass die Wahrscheinlichkeit einer Diabeteserkrankung mit dem Konsum von viel rotem Fleisch steigt. Eine eindeutige Erklärung dafür gibt es jedoch nicht. Bei Geflügel ist der Zusammenhang mit Diabetes weniger klar zu sehen.

+++ FÜHRT NÄCHTLICHES SNACKEN ZU MEHR HERZKRANKHEITEN? +++

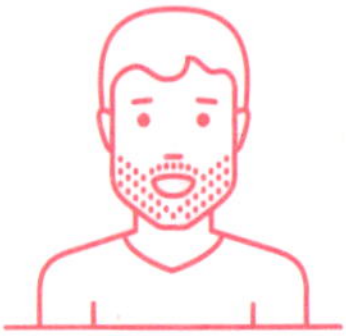

Mexikanische Wissenschaftler haben eine Reihe von Experimenten an Ratten durchgeführt. Ratten sind nachtaktive Tiere, tagsüber befinden sie sich im Ruhezustand. Über eine Magensonde wurden die Tiere mit Butter gefüttert: entweder in ihrer Ruhephase (tagsüber) oder in ihrer aktiven Phase (nachts). Bei manchen Tieren wurde auch der Teil des Gehirns geschädigt, der den Schlaf-Wach-Rhythmus regelt. Dadurch hatten sie keinen Ruhe-Aktivitäts-Zyklus mehr. Ein Teil der Ratten wurde nicht 12, sondern 36 Stunden im Dunkeln gehalten. So studierten die Forscher den Einfluss des Lichts.

Die Triglyceridwerte der Ratten, die tagsüber Butter bekamen, waren gut doppelt so hoch wie bei Ratten, die nachts gefüttert wurden. Eine hohe Zahl von Triglyceriden – das sind Fette, die im Blut zirkulieren –, führt zu einem erhöhten Risiko auf Herz-Kreislauf-Erkrankungen wie einen Herzinfarkt. Die Tiere, die 36 Stunden im Dunkeln gehalten wurden, zeigten die gleichen Abweichungen. Licht hat also keinen Einfluss auf den Fettgehalt. Nur die Ratten, deren Gehirn keinen Tag-Nacht-Rhythmus mehr regelte, hatten tagsüber die gleichen Triglyceridwerte wie nachts.

Die Schlussfolgerung lautete, dass der Bereich im Gehirn, der für den Schlaf-Wach-Rhythmus verantwortlich ist, für einen höheren Fettgehalt nach Essen in der Ruhephase sorgt.

Schon viele Studien haben einen Zusammenhang zwischen nächtlicher Arbeit und gesundheitlichen Problemen wie Diabetes Typ 2, Herz-Kreislauf-Erkrankungen und Schlafstörungen aufgezeigt. Eine neue niederländische Studie kommt ebenfalls zu diesem Ergebnis: Das Risiko steigt, je mehr Jahre man nachts arbeitet.

Die Studie, die in diesem Artikel besprochen wird, untersucht jedoch nicht die Auswirkungen langjähriger Nachtarbeit auf die Gesundheit. Es geht darum, den genauen Mechanismus eines erhöhten Fettwerts nach dem Verzehr einer Mahlzeit in der Nacht herauszufinden.

STUDIE IM CHECK
Moran-Ramos S., Guerrero-Vargas N. N., Mendez-Hernandez R. u. a. The suprachiasmatic nucleus drives day-night variations in postprandial triglyceride uptake into skeletal muscle and brown adipose tissue. Experimental Physiology. Online veröffentlicht am 7. November 2017.

Bei dieser Studie lassen sich einige kritische Punkte aufzeigen. So ist nicht sicher, ob die Auswirkungen auf den Menschen die gleichen wie auf Ratten sind. Die Tatsache, dass Ratten nachtaktiv sind und Menschen nicht, macht es noch schwieriger, die richtigen Schlussfolgerungen zu ziehen. Außerdem bekamen die Ratten ausschließlich reine Butter. Möglicherweise können andere Nahrungsmittel den Fettgehalt auf andere Weise beeinflussen.

Wir können festhalten, dass wir am besten zu Zeiten essen, in denen sich der Körper in einem aktiven Modus befindet. Ein üppiges Mahl kurz vor dem Schlafengehen ist nicht ratsam. Nachtarbeiter sollten versuchen, das Risiko höherer gesundheitlicher Probleme zu reduzieren und deswegen besonders auf eine ausgewogene Ernährung und regelmäßige Bewegung achten, sowie möglichst nicht rauchen.

ERGEBNIS DES STUDIENCHECKS

Es ist schon länger bekannt, dass Menschen, die über einen langen Zeitraum hinweg nachts arbeiten, ein höheres Risiko auf Herz-Kreislauf-Erkrankungen haben. Diese Studie schiebt das auf nächtliches Essen, doch das wurde lediglich an Ratten getestet. Ob dies auch für Menschen gilt, wurde gar nicht nachgewiesen.

+++ KANN VITAMIN D DIABETES TYP 1 VERHINDERN? +++

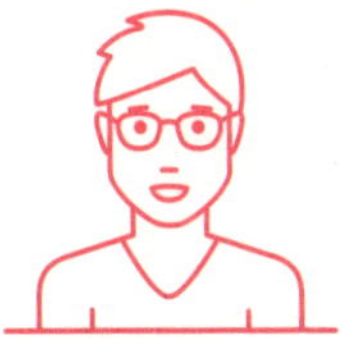

Amerikanische und europäische Wissenschaftler haben eine Gruppe von ca. 8600 Kindern mit einer erblichen Veranlagung für Diabetes Typ 1 untersucht. Diese Diabetesform umfasst etwa 10 Prozent aller Formen und tritt meist bei Kindern und jungen Erwachsenen auf. Es ist eine Autoimmunkrankheit, was bedeutet, dass der Körper Antistoffe gegen seine eigenen Zellen produziert, im Fall von Diabetes Typ 1 gegen die Zellen in der Bauchspeicheldrüse (Pankreas), die das Hormon Insulin erzeugen. Insulin sorgt dafür, dass der Zucker aus dem Blut von den Zellen aufgenommen wird. Bei einem Insulinmangel nehmen die Zellen den Zucker nicht mehr gut auf, dadurch steigt der Zuckergehalt im Blut.

Die Kinder in dieser Studie wurden zu regelmäßigen Zeitpunkten untersucht. Dabei achtete man auf den Vitamin-D-Gehalt im Blut und auf eventuelle

Antistoffe gegen die insulinproduzierenden Zellen. Von den 8600 Kindern mit einer erblichen Veranlagung produzierten 418 effektiv Antistoffe.

Als die Wissenschaftler die Kinder mit und ohne Antistoffe verglichen, fanden sie einen Zusammenhang zwischen einem höheren Vitamin-D-Gehalt und einem kleineren Risiko auf Antistoffe – eine Senkung um 32 Prozent. Die Schlussfolgerung lautete daher, dass Vitamin D eine Schutzwirkung auf die Entstehung von Diabetes Typ 1 hat.

Bei der Interpretation dieser Ergebnisse müssen wir einige Überlegungen im Hinterkopf behalten. Es handelt sich hier um eine Beobachtungsstudie. Das bedeutet, dass die Forscher keine Kontrolle über andere Faktoren haben, welche die Entstehung von Diabetes Typ 1 ebenfalls beeinflussen können. So kann es sein, dass Kinder mit einem höheren Vitamin-D-Gehalt auch sportlicher sind, sich mehr im Freien aufhalten, gesünder essen ... Die Forscher vermelden dies auch selbst als Nachteil ihrer Studie und halten weitere Forschung für notwendig.

STUDIE IM CHECK
Norris J.M., Lee H.S., Frederiksen B. u.a. Plasma 25-Hydroxyvitamin D Concentration and Risk of Islet Autoimmunity. Diabetes. Online veröffentlicht am 23. Oktober 2017.

Außerdem ist die Wahrscheinlichkeit der Entwicklung von Diabetes Typ 1 ziemlich klein. Bei Kindern, die einem erhöhten Risiko durch erbliche Veranlagung ausgesetzt sind, liegt es bei 6 Prozent. Eine Risikominderung um 32 Prozent scheint spektakulär, bedeutet aber nur einen Unterschied von etwa 2 Prozent. Des

Weiteren wurde in dieser Studie nicht die allgemeine Bevölkerung untersucht, sondern eine ausgewählte Gruppe von Kindern mit einer genetischen Veranlagung für Diabetes Typ 1. Wir können anhand dieser Ergebnisse also keine gültigen Aussagen für alle treffen.

Zum Schluss wurde der Zusammenhang zwischen Vitamin D und der Entstehung von Antikörpern gegen insulinproduzierende Zellen studiert, aber nicht alle Kinder mit Antikörpern entwickeln auch effektiv Diabetes.

Diese Studie ist interessant, liefert aber keinen schlüssigen Beweis dafür, dass Vitamin D einen Schutz vor Diabetes Typ 1 bietet. Trotzdem sollte man darauf achten, ausreichend Vitamin D aufzunehmen. Hauptlieferant für Vitamin D ist Sonnenlicht. Für Kinder im ersten Lebensjahr wird eine tägliche Zufuhr von Vitamin D über ein Nahrungsergänzungsmittel empfohlen, die Prophylaxe kann in den Wintermonaten des zweiten Lebensjahrs weiterlaufen. Eine Absprache mit dem Kinderarzt oder der Kinderärztin ist sinnvoll.

ERGEBNIS DES STUDIENCHECKS

Diese Studie findet einen Zusammenhang zwischen Vitamin D und Diabetes Typ 1 bei Kindern mit einer erblichen Veranlagung. Man benötigt jedoch weitere Studien, um andere Einflussfaktoren auszuschließen. Selbst wenn die Ergebnisse dieser Studie korrekt sind, ist Vitamin D nur ein kleines Puzzlestück unter den vielen Faktoren, die zur Entstehung oder Vermeidung von Diabetes Typ 1 beitragen.

+++ HELFEN CHAMPIGNONS BEIM ABNEHMEN? +++

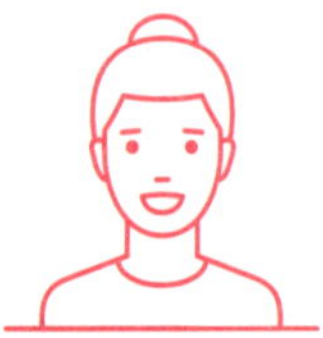

Amerikanische Forscher haben in einer kleinen Studie an 32 gesunden Versuchspersonen untersucht, welchen Effekt Champignons auf unseren Appetit und die Nahrungsaufnahme haben. Um die Auswirkungen auf den Appetit zu untersuchen, sollten die Versuchspersonen entweder ein Frühstück auf Grundlage gebratener Champignons oder eines auf Basis eines Beefsteaks zu sich nehmen. Die Menge der Champignons und des Beefsteaks war so aufeinander abgestimmt, dass beide Frühstücksvarianten die gleiche Eiweißmenge lieferten. Weil Champignons viel weniger Eiweiß enthalten als Beefsteak, brachte das Champignonfrühstück viel mehr Volumen auf den Teller und auch etwas mehr Ballaststoffe.

Vor dem Frühstück und zu regelmäßigen Zeitpunkten danach ermittelten die Forscher anhand von

Fragebögen das Maß der Sättigung, des Appetits und des Hungers. Anschließend erhielten die Teilnehmer ein Mittagessen, von dem sie so viel essen durften, wie sie wollten. So konnte die Wirkung der Nahrungsaufnahme getestet werden. Weil ein einziger Testtag nicht so aussagekräftig ist, erhielten die Teilnehmer den Auftrag, zehn Tage lang pro Tag entweder 450 Gramm Champignons zu essen oder 56 Gramm Beefsteak. Diese Menge sollte über zwei Mahlzeiten verteilt werden. Darüber hinaus durften die Teilnehmer frei wählen, was sie essen. Durch einen Vergleich dessen, was die Teilnehmer an Tag 1, 2 und 10 aßen, konnte man die Wirkung auf die Nahrungsaufnahme bestimmen.

Aus der statistischen Analyse ging hervor, dass die Champignons einen positiven Effekt auf das Maß der Sättigung hatten: Die Teilnehmer fühlten sich nach dem Frühstück mit den Champignons voller und es dauerte länger, bevor sie erneut Hunger verspürten. Auf die Nahrungsaufnahme hatten die Champignons allerdings keinen Effekt. Beide Gruppen nahmen gleich viel Energie, Eiweiße, Fette, Kohlenhydrate und Ballaststoffe auf.

Abnehmen gelingt nur, wenn man weniger Energie zu sich nimmt, als man verbraucht. Die Menge der Energie, die eine Person zu sich nimmt, wird von zahlreichen Faktoren bestimmt. So führt eine besser sättigende Ernährung dazu, dass man insgesamt weniger Energie aufnimmt. Es ist jedoch sehr zu bezweifeln, dass ein einziges Nahrungsmittel in diesem Maß sättigend wirken kann, dass es effektiv einen Einfluss auf die Gesamtnahrungsaufnahme hat. Das zeigen auch die Ergebnisse dieser Studie. Trotz der großen Menge Champignons, die täglich gegessen wurde, gibt es keine Unterschiede in der aufgenommenen Energiemenge. Außerdem wurde nur zu Anfang dieser Studie nach dem Gewicht gefragt und es ist nicht bekannt, wie sich dieses entwickelte. Daher kann überhaupt nicht daraus geschlossen werden, dass Champignons beim Abnehmen helfen.

STUDIE IM CHECK
Hess J.M., Wang Q., Kraft C. & Slavin J.L. (2017). Impact of Agaricus bisporus mushroom consumption on satiety and food intake. Appetite, 117, 179–185.

ERGEBNIS DES STUDIENCHECKS

Champignons sind ein wunderbares Nahrungsmittel, aber kein Superfood. Sie helfen nicht beim Abnehmen, auch wenn man fast ein halbes Kilo pro Tag davon isst.

+++ IST DIE PALEO-DIÄT SINNVOLL? +++

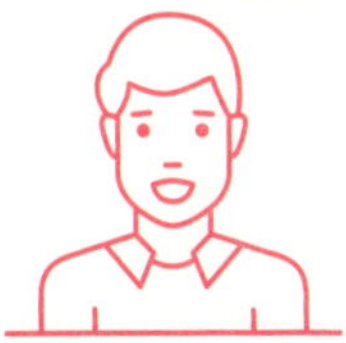

Der große Trend, sich wie Höhlenbewohner der Steinzeit zu ernähren, ist nicht wirklich neu. Ein Förderer dieser Ernährungsweise ist Frits Muskiet, ein niederländischer Professor, der schon 2005 einen Artikel darüber veröffentlichte: „Sie sind, was Sie essen, aber Sie müssen wieder werden, was Sie aßen." Er entwickelte vor allem Studien von Loren Cordain weiter. Die meisten Artikel basieren nicht auf Vergleichsstudien.

Die Paleo- oder Höhlenbewohnerdiät wurde 2013 am häufigsten gegoogelt, wenn Menschen auf der Suche nach einer Diät zum Abnehmen waren. Diese Ernährungsform umfasst Fleisch, Fisch, Eier, Nüsse, Obst, Gemüse und Kräuter. Die Ernährungsweise basiert also auf den vermuteten Essgewohnheiten unserer fernen Vorfahren, als es noch keine Landwirtschaft oder Domestizierung von Tieren gab – statt in den Supermarkt ging man auf die Jagd, fing Fisch und suchte in der Natur nach Nahrung. In der Steinzeit, vor etwa 10 000 Jahren, gab es noch kein Getreide wie Weizen oder Roggen und daher auch kein Mehl, keine Milchprodukte (Milch, Käse), keine Kartoffeln, kein Salz, keinen raffinierten Zucker oder andere verarbeitete Lebensmittel.

Die eine, klar definierte Form der Steinzeitdiät gibt es nicht. Generell kann man aber sagen, dass diese Form der Ernährung durch den Verzicht auf Brot, Nudeln und Kartoffeln und den tendenziell hohen Verzehr von Fleisch und Fisch viel Eiweiß enthält und verhältnismäßig wenig Kohlenhydrate. Dazu gibt es viel Gemüse, Nüsse, Obst und tierische Fette.

Befürworter sagen, diese Ernährungsweise passe besser zu unserer Konstitution – man könnte auch sagen: unserem DNA-Plan – und sei daher gesünder als die durchschnittliche Nahrung, die wir zu uns nehmen. Sie weisen darauf hin, dass sich unsere DNA seit der Steinzeit kaum verändert habe, weswegen wir besser daran täten, den alten Essgewohnheiten zu folgen und Lebensmittel der Neuzeit wie Brot und Nudeln zu meiden. Damit reduziere sich das Risiko auf etliche unserer Wohlstandskrankheiten wie Adipositas, Diabetes, Herz-Kreislauf-Erkrankungen und Krebs, so die Befürworter.

Die einzige Studie, auf die sie sich stützen, ist eine Beobachtungsstudie mit rund 20 Personen, die über einen kurzen Zeitraum hinweg eine solche Ernährungsweise befolgten. Sie verloren Gewicht und ihr Blutdruck sank leicht. Vor allem fiel jedoch auf, dass ihre Diät weniger Kalorien enthielt als das, was sie normalerweise aßen. Es kann nicht nachgewiesen werden, dass die Effekte der spezifischen Paleo-Diät zuzuschreiben waren: Eine Ernährung mit weniger Kalorien und wenig Salz wäre wahrscheinlich mindestens genauso effizient gewesen.

STUDIE IM CHECK
https://www.nvkc.nl/publicaties/documents/2005-3-p163-184.pdf.

Die Paleo-Diät bietet mehrere Vorteile. Sie hält dazu an, wenig raffinierte Produkte und mehr Obst und Gemüse zu essen. Sinkt der Konsum von Produkten mit einem hohen Kaloriengehalt, nimmt man leichter ab und vermeidet einige Wohlstandskrankheiten wie Diabetes. Da man keine Kalorien zählen muss, erscheint die Diät recht einfach. Allerdings erfordert sie durchaus eine gute Planung und eine mitunter drastische Umstellung der Ernährungsgewohnheiten.

Gegen die Paleo-Diät spricht vor allem, dass die Gesundheitsversprechen nicht wissenschaftlich untermauert sind. Sie basieren auf der Vermutung früherer Ernährungsgewohnheiten. Der hohe Fettgehalt widerspricht vollkommen den modernen, wissenschaftlich gestützten Ernährungsempfehlungen, die von einem hohen Fleischkonsum abraten. Auch die Verbannung von Getreide, Hülsenfrüchten und Milchprodukten steht im Konflikt mit der klassischen Ernährungspyramide, dem Modell für eine ausgewogene Ernährung. Außerdem ist eine hohe Eiweißzufuhr teuer und belastet die Umwelt.

ERGEBNIS DES STUDIENCHECKS

Die Paleo-Diät ist einseitig. Dadurch können Mangelerscheinungen auftreten, beispielsweise wenn nützliche Nahrungsbestandteile wie Kalzium fehlen. Eine angepasste, weniger dogmatische Variante mit mehr Getreide, Hülsenfrüchten und Milchprodukten wäre eine bessere Idee. Ein Vorteil der Steinzeiternährung liegt darin, dass sie mehr Gemüse, Obst und Nüsse enthält. Wer in die Fußstapfen der Höhlenbewohner treten möchte, sollte lieber deren körperliche Aktivität nachahmen als ihre einseitige Diät. Höhlenbewohner hatten nämlich kein Auto und erledigten alles zu Fuß.

+++ MACHT ZUCKER KREBS-ZELLEN AGGRESSIVER? +++

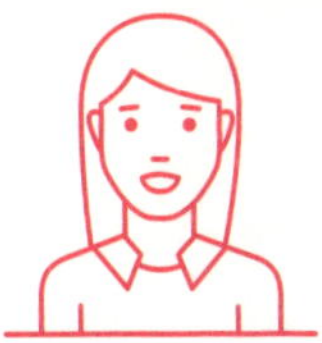

Strikt auf zugesetzten Zucker zu verzichten, ist seit geraumer Zeit ziemlich angesagt und wird von zahlreichen Kochbüchern als Allerheilmittel beworben. Teilweise liest man sogar, Zucker sei nicht nur für Karies verantwortlich, sondern lasse auch Tumore wachsen, weswegen eine zuckerfreie oder -reduzierte Diät gut für Krebspatienten sei.

Forscher des Flämischen Instituts für Biotechnologie (VIB) und der Katholischen Universität Löwen studieren schon seit neun Jahren, wie Krebszellen mit Zucker umgehen. Dabei haben sie versucht, den Warburg-Effekt weiter aufzudröseln. Dieser Effekt ist nach dem Nobelpreisträger Otto Warburg benannt, der 1924 entdeckte, dass Krebszellen ihre Energie aus dem Abbau von Zuckermolekülen ohne Intervention von Sauerstoff ziehen. Daher kursiert schon länger die Vorstellung, man könne Krebszellen „aushungern", wenn man weniger Zucker isst.

Die Forscher des VIB und der KU Löwen haben kürzlich eine Studie veröffentlicht, die unter Laborbedingungen an Hefezellen durchgeführt wurde. Sie zeigt, dass der Warburg-Effekt auch zu einer erhöhten Aggressivität von Tumorzellen führt. Ganz wesentlich sind in dieser Studie auch die Hefezellen selbst, weil sie bestimmte Eiweiße, sogenannte Ras-Proteine, enthalten, die in veränderter Form Krebs verursachen können. Veränderte Ras-Proteine finden sich in vielen Tumoren wieder. Sie spielen beim Zuckerkonsum von sowohl Hefe- als auch Krebszellen eine Rolle. Die Forscher entdeckten denselben Mechanismus auch in Säugetierzellen.

Viele Arten von Krebszellen verbrauchen mehr Zucker als normale Zellen. Darmkrebszellen sollen beispielsweise 8,2-mal mehr Zucker verbrauchen als normale Darmzellen und Lungenkrebszellen 4,1-mal mehr als normale Lungenzellen. Diese neue Laborstudie in Kombination mit dem höheren Zuckerverbrauch von Krebszellen haben einem begeisterten Molekularbiologen, der eng in die Studie eingebunden ist, Aussagen in den Medien entlockt, die von der Studie selbst gar nicht bestätigt sind. Es wurde nämlich nie nachgewiesen, dass eine zuckerfreie oder -arme Diät heilsam für Krebspatienten ist.

Es hat schon einige Studien zum Zuckerkonsum von Krebszellen in Laborexperimenten und in so manchem Tierversuch gegeben, aber nicht am Menschen. 2017 wurde eine Übersichtsstudie zu krebsspezifischen Ernährungsmaßnahmen veröffentlicht. Darin ist zu lesen, dass der Zuckerverbrauch einer Krebszelle im Vergleich zur Durchschnittsmenge an Zucker, die wir täglich verzehren, sehr klein ist. Mehr noch – unser Körper produziert durch die Spaltung von Glykogen in der Leber selbst auch Glukose. So stellen wir ungefähr 200 Gramm Glukose pro Tag her, sogar wenn wir gar keinen Zucker essen. Ein Tumor verbraucht weniger als 2 Gramm Zucker pro 100 Gramm Tumorgewebe. Ein Krebsgeschwür von einem halben Kilogramm (in dem Fall also schon weit fortgeschritten) verbraucht nur einen Bruchteil des Zuckers, den unsere Leber täglich freisetzt. Um Krebszellen „auszuhungern", ist eine zuckerfreie Diät daher vollkommen sinnlos.

STUDIE IM CHECK
Fructose-1,6-bisphosphate couples glycolytic flux to activation of Ras, hg. von K. Peeters, F. Van Leemputte, B. Fischer u. a. Nature Communications. 2017.

Außerdem wurde nachgewiesen, dass der Grundumsatz (die Schnelligkeit, mit der Zellen Zucker verbrennen) beim Menschen ungefähr siebenmal langsamer verläuft als bei Versuchsmäusen. Ein Grund mehr, mit Aussagen zum Zuckerkonsum beim Menschen auf Grundlage von Tierversuchen vorsichtig zu sein.

Zuletzt sei noch darauf hingewiesen, dass viele Krebspatienten mit Gewichtsverlust kämpfen und versuchen müssen, ihr Gewicht zu halten. Unterernährung hat einen ungünstigen Einfluss sowohl auf die Behandlung als auch auf die Aussichten des Krebspatienten.

ERGEBNIS DES STUDIENCHECKS

Es wirkt vielversprechend: Krebszellen verbrauchen mehr Zucker als normale Zellen – also verlangsamt man das Krebszellenwachstum durch einen geringeren Zuckerkonsum. Diese Aussage gründet auf Laboranalysen und wurde nicht an Menschen getestet. Sogar wenn wir gar keinen Zucker essen, produziert unsere Leber im Durchschnitt täglich 200 Gramm Zucker, was mehr als ausreichend ist, um Krebsgewebe zu „unterhalten". Den Zuckerkonsum einzuschränken, um Krebszellen zu bekämpfen, ist daher wenig sinnvoll.

+++ VERGRÖSSERT DER VERZICHT AUF FRÜHSTÜCK DAS RISIKO AUF ARTERIENVERKAL- KUNG? +++

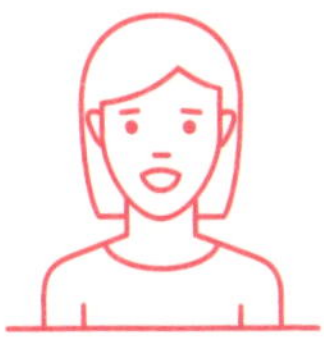

Spanische Wissenschaftler haben 4082 Arbeitnehmer zwischen 40 und 54 Jahren für eine Studie gewinnen können. Die Teilnehmer arbeiteten in einer Bank in Madrid. Sie durften weder herz- noch nierenkrank sein und auch nicht fettleibig (BMI > 40). Alle füllten 14 Tage lang einen detaillierten Fragebogen darüber aus, was sie wann aßen und tranken. Die Blutgefäße aller Teilnehmer wurden umfassend mittels Ultraschall untersucht und alle Anzeichen von Arterienverkalkung sorgfältig aufgezeichnet.

Diese Untersuchungen wurden mit einer größeren Studie in Übereinstimmung gebracht, die nach Einflussfaktoren für die Entwicklung von Arterienverkalkung suchte. Hierbei achtete man speziell auf die Auswirkungen eines Frühstücks oder Frühstückverzichts auf die Arterienverkalkung. Von den mehr als 4000 Teilnehmern ließen nur 3 Prozent das Frühstück aus, 69 Prozent verzehrten ein leichtes Frühstück (5 bis 20 Prozent der täglichen Kalorienzufuhr vor 10 Uhr) und 28 Prozent nahmen ein energiereiches Frühstück zu sich (> 20 Prozent der täglichen Kalorienzufuhr vor 10 Uhr). Insgesamt zeigten 63 Prozent der Teilnehmer Anzeichen einer Arterienverkalkung, und zwar deutlich häufiger in der Gruppe der Nicht-Frühstücker als in den anderen Gruppen. Nicht-Frühstücker aßen in der Regel auch etwas ungesünder (mehr gesättigte Fette, also mehr Cholesterin). Das versuchten die Forscher zu berücksichtigen.

STUDIE IM CHECK
Uzhova I., Fuster V., Fernández-Ortiz A. u. a. The Importance of Breakfast in Atherosclerosis Disease: Insights From the PESA Study. Journal of the American College of Cardiology. Online veröffentlicht am 2. Oktober 2017.

Die Wissenschaftler schlussfolgern, dass es einen möglichen Zusammenhang zwischen dem Verzicht auf das Frühstück und der Entstehung von Arterienverkalkung gibt.

Die Forscher verglichen die Frühstücksdetails und die Arterienverkalkung gleichzeitig. Arterienverkalkung ist ein Prozess, der über viele Jahre hinweg entsteht – es ist also ausgeschlossen, dass die Frühstücksdaten einer zweiwöchigen Studie eine sofortige Auswirkung auf die vorhandene Verkalkung haben. Andererseits ist Frühstücken oder der Verzicht darauf oft sehr wohl eine bereits seit Jahren andauernde Gewohnheit. Trotzdem ist es unmöglich, sicher zu sein, dass der Verzicht auf das Frühstück zu vorzeitiger Arterienverkalkung führt. Andere Faktoren wie ungesündere Essgewohnheiten können dabei eine Rolle spielen. Die Forscher versuchten, dies zu berücksichtigen, konnten jedoch diese Auswirkungen nicht ganz ausschließen.

Wie auch immer – die Empfehlung lautet, mit einem kräftigen und gesunden Frühstück in den Tag zu starten. Frühere Studien haben nachgewiesen, dass Frühstücken gut fürs Herz ist.

> **ERGEBNIS DES STUDIENCHECKS**
>
> Diese Studie findet einen Zusammenhang zwischen dem Verzicht auf Frühstück und vorzeitiger Arterienverkalkung, aber es lässt sich nicht mit Sicherheit nachweisen, dass das eine Ursache des anderen ist. Sicher ist, dass man am besten mit einem gesunden Frühstück in den Tag startet.

+++ MACHT EINE DIÄTPAUSE DANN UND WANN DAS ABNEHMEN EFFEKTIVER? +++

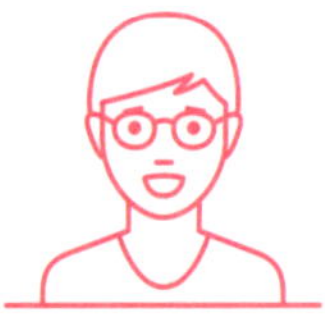

Forscher der University of Tasmania (Australien) haben in einer kleinen Studie die Wirkung intermittierenden Fastens auf das Gewicht, die Körperzusammensetzung und den Stoffwechsel untersucht. Dazu teilten sie eine Gruppe adipöser Männer willkürlich in zwei Gruppen ein. Die eine Gruppe (19 Männer) befolgte 16 Wochen lang eine klassische Diät, bei der sie nur 66 Prozent ihres Tagesbedarfs zu sich nahm.

Die zweite Gruppe von 17 Männern bekam eine intermittierende Diät. Sie hielten im Wechsel zwei Wochen lang eine energiebegrenzte Diät und aßen während der folgenden zwei Wochen isokalorisch, das heißt, sie erhielten genau die Menge an Kalorien, die sie brauchten. Während der isokalorischen Wochen blieb ihr Gewicht daher auch konstant. Insgesamt hielten auch sie 16 Wochen eine energiebegrenzte Diät ein.

Aber weil diese im Wechsel mit den Wochen ohne Diät stand, brauchten sie dafür doppelt so lange. Vor, während und nach dem Diätzeitraum wurden das Gewicht, die Körperzusammensetzung und der Ruheumsatz bestimmt.

Am Ende hatten die Studienteilnehmer mit der intermittierenden Diät im Durchschnitt 14 Kilo abgenommen, mit der klassischen Diät waren es etwa 8 Kilo. Der Unterschied war vor allem dem zusätzlichen Fettverlust zuzuschreiben und dem weniger abgesunkenen Ruheumsatz. Beide Gruppen verloren in etwa gleich viel Muskelmasse. Aus der Folgestudie nach sechs Monaten ging hervor, dass beide Gruppen wieder an Gewicht zugelegt hatten. Vor allem bei den Männern mit der klassischen Diät gab es eine signifikante Gewichtszunahme, wodurch der Gewichtsverlust bei den Männern mit der intermittierenden Diät im Endeffekt um 8 Kilo höher lag als bei der klassischen Diät.

Abnehmen gelingt nur, wenn man weniger Energie aufnimmt als man verbraucht. Wie viel Energie man verbraucht, wird nicht nur durch die Bewegung bestimmt, sondern größtenteils auch durch den Ruheumsatz. Darauf haben sowohl das Gewicht als auch die Körperzusammensetzung einen Einfluss: Je mehr man sich bewegt und je mehr Muskelmasse vorhanden ist, desto höher ist der Ruheumsatz. Aber auch die Menge, die man isst, hat einen Einfluss: Bei geringer Nahrungsaufnahme geht der Ruheumsatz in den Hungermodus. Der sorgt auch dafür, dass das Abnehmen nach einiger Zeit immer mühsamer wird. Beendet man das Fasten, erholt sich der Ruheumsatz nach einiger Zeit wieder.

Mit der intermittierenden Diät in dieser Studie wollen die Forscher den Prozess des Abnehmens so effizient wie möglich gestalten. Durch den Wechsel zwischen Diät halten und „normal" essen möchten sie vermeiden, dass der Körper in den Hungermodus geht. Die Ergebnisse bestätigen ihre Hypothese.

Wir dürfen allerdings nicht aus den Augen verlieren, dass es sich um eine kleine Studie mit nur 36 Teilnehmern handelt. Dies ist auch nicht die erste Studie, die den Effekt intermittierender Diäten misst. Nicht jede Studie, bei der diese Diät getestet wurde, liefert bessere Ergebnisse als eine klassische Diät. Wie diese Unterschiede erklärt werden können, ist noch nicht klar. Möglicherweise spielen die wechselnde Ernährung und die Art, wie die fastenfreien Zeiträume gefüllt werden, eine Rolle. Trotzdem geht die AHA (American Heart Association) in einer neueren wissenschaftlichen Veröffentlichung davon aus, dass intermittierendes Fasten eine Alternative zu klassischen Diäten sein kann.

STUDIE IM CHECK
Byrne N.M., Sainsbury A., King N.A., Hills A.P. & Wood R.E. (2017). Intermittent energy restriction improves weight loss efficiency in obese men: the MATADOR study. International Journal of Obesity.

ERGEBNIS DES STUDIENCHECKS

Intermittierendes Fasten ist eine alternative Methode, um abzunehmen. Ob es tatsächlich besser ist als eine herkömmliche Diät, müssen weitere Studien ergeben.

+++ HILFT VITAMIN C BEI ERKÄLTUNG? +++

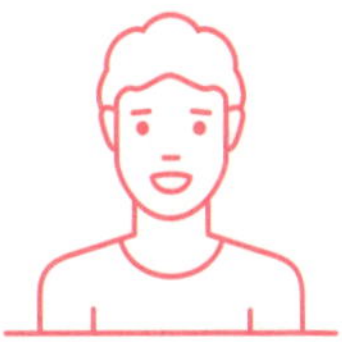

Seit Nobelpreisträger Linus Pauling in den Siebzigerjahren verkündete, Vitamin C schütze vor diversen Leiden wie etwa einer Erkältung, boomen Lutsch- und andere Tabletten mit diesem Vitamin. Sie werden sowohl zur Bekämpfung von Erkältungen verkauft als auch zur Vorbeugung.

Seit Pauling haben sich unterschiedliche Forscher erneut mit dieser Frage beschäftigt. In einer Cochrane-Übersichtsstudie wurden 29 Studien gesammelt, in denen die Präventionswirkung von Vitamin C mit Placebos verglichen wurde. Insgesamt nahmen etwa 11000 Erwachsene und Kinder an den ausgewählten Studien teil. Die Ergebnisse sind bedenklich: Das Vitamin soll beim Gros der Menschen kaum wirken. Eine Erkältung kann nicht vermieden werden und sie dauert höchstens einen halben Tag kürzer: Statt nach sieben

Tagen Niesen und Schniefen ist man nach sechseinhalb Tagen wieder wohlauf. Um einen solchen Effekt zu erzielen, muss man über mehrere Jahre hinweg täglich eine hohe Dosis Vitamin C einnehmen. Eine Ausnahme bilden Hochleistungssportler wie Marathonläufer und Soldaten, die an einer Übung teilnehmen. Nehmen sie in den Wochen, die der extremen körperlichen Anstrengung vorausgehen, zusätzlich Vitamin C ein, verringert sich ihr Risiko, sich eine Erkältung einzufangen, um die Hälfte. Für denjenigen, der jedoch schon erkältet ist, sind Nahrungsergänzungsmittel mit Vitamin C wirkungslos.

STUDIE IM CHECK
Hemilä H., Chalker E. Vitamin C for preventing and treating the common cold. Cochrane Database of Systematic Reviews 2013, Issue 1. Art. No.: CD000980.

Ein Mensch braucht pro Tag im Durchschnitt 100 Milligramm Vitamin C. Unter normalen Umständen mangelt es uns daran selten oder nie, denn das Vitamin befindet sich nicht nur in Zitrusfrüchten, sondern auch in Kartoffeln, Brokkoli und anderem Obst und Gemüse. Manche Leute schwören auf bis zu 1000 Milligramm Vitamin C extra pro Tag, um ihre Widerstandskräfte gegen Erkältungen und andere Beschwerden zu erhöhen. Das ist ziemlich sinnlos, es sei denn, man plant sportliche Hochleistungen. Zum Glück haben derartig hohe Dosierungen kaum Nebenwirkungen: Ein Überschuss dieses wasserlöslichen Vitamins wird einfach über den Urin ausgeschieden. Manchmal können Durchfall, Bauchkrämpfe und Übelkeit auftreten. Außerdem gibt es ein erhöhtes Risiko auf die Bildung von Nierensteinen.

ERGEBNIS DES STUDIENCHECKS

Es ist sinnlos, zusätzliches Vitamin C einzunehmen, um eine Erkältung zu vermeiden. Dazu gibt es ausgiebige Studien. Nur im Fall extremer sportlicher Leistungen wie bei einem Marathon kann Vitamin C das Risiko eines Schnupfens reduzieren.

+++ MACHT VEGETARISCHE ERNÄHRUNG DEPRESSIV? +++

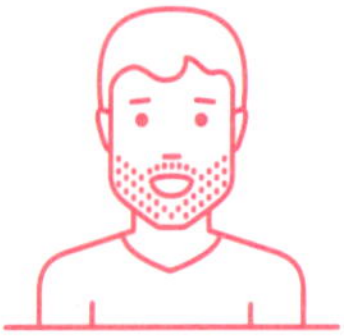

Forscher aus Großbritannien und den USA haben Daten aus den Jahren 1991 und 1992, die im Rahmen einer Studie zu (postnataler) Depression erhoben wurden, erneut analysiert. Dabei konzentrierten sie sich auf den Zusammenhang zwischen vegetarischem Essen und Depression. Die Forscher verwendeten nur die Daten der Männer (9 668). Während der Studie wurden verschiedene Fragebögen ausgefüllt.

Das Depressionsrisiko schätzten die Wissenschaftler mithilfe eines standardisierten Fragebogens ein. Auf Grundlage dieses Fragebogens ist es jedoch nicht möglich, eine aussagekräftige Diagnose zu stellen. Gleichzeitig wurden die Teilnehmer gefragt, ob sie Vegetarier seien oder nicht. Außerdem sollten sie angeben, welche der 17 Nahrungsmittelgruppen im Fragebogen sie wie oft pro Woche gegessen hatten.

Nach der statistischen Analyse zogen die Forscher den Schluss, dass die Männer, die vegetarisch aßen, eine höhere Wahrscheinlichkeit hatten, depressiv zu werden. Den Wissenschaftlern zufolge liegt dies an einem Mangel an Vitamin B12 und Eisen.

Bei dieser Untersuchung handelt es sich um eine korrelationale Studie. Bei einer Gruppe von Menschen wurde zu einem einzigen Zeitpunkt überprüft, welche Essgewohnheiten sie hatten (vegetarisch oder nicht) und wie viele depressive Symptome feststellbar waren. Mit einer solchen Studie kann man einen Zusammenhang zwischen zwei Faktoren untersuchen, aber man kann natürlich nicht herausfinden, ob es sich um Ursache und Folge handelt.

Die Wissenschaftler haben diesen Zusammenhang sehr wohl hergestellt: Sie gehen davon aus, dass die Depression eine Folge des vegetarischen Essens ist – aber es könnte genauso gut umgekehrt sein, nämlich dass das vegetarische Essen eine Folge der Depression ist! Nur wenige Studien haben diesen Zusammenhang untersucht. In einer früheren deutschen Studie unter Erwachsenen hatte sich herausgestellt, dass eine Depression häufig der Anlass war, sich vegetarisch zu ernähren.

STUDIE IM CHECK
Hibbeln J.R. u. a. Vegetarian diets and depressive symptoms among men. Journal of Affective Disorders. 2018.

Zur Untermauerung ihrer These behaupten die Forscher, Vegetariern mangele es möglicherweise häufiger an Vitamin B12 und/oder Eisen, was die Wahrscheinlichkeit einer Depression erhöhe. Verschiedene Studien haben tatsächlich ergeben, dass ein Mangel an

Vitamin B12 die Entwicklung einer Depression begünstigen kann. Für Eisen wurde dies nicht nachgewiesen. In dieser neuen Studie wurde nicht untersucht, ob die Vegetarier Mangelerscheinungen aufwiesen. Fleisch ist tatsächlich eine wichtige Quelle für Eisen und Vitamin B12, aber auch Milchprodukte, Fisch und Eier können dazu beitragen, diesen Bedarf zu decken. Auffällig ist, dass 12 Prozent der Männer, die angaben, vegetarisch zu essen, doch noch Geflügel zu sich nahmen. 58 beziehungsweise 52 Prozent der Vegetarier aßen auch Fisch. Das verringerte die Wahrscheinlichkeit, dass diese sogenannten „Vegetarier" Mangelerscheinungen hatten.

Zum Schluss darf man auch nicht vergessen, dass man sich noch nicht darüber einig ist, ob es einen positiven Zusammenhang zwischen Vegetarismus und Depressionen gibt. Unter anderem weist eine iranische Studie an 3846 Erwachsenen genau das Umgekehrte nach, nämlich dass eine ovo-lacto-vegetarische Ernährung vor Depressionen schützt.

ERGEBNIS DES STUDIENCHECKS

Auf Grundlage dieser Studie kann man überhaupt nicht darauf schließen, dass eine vegetarische Ernährung die Wahrscheinlichkeit einer Depression erhöht. Es braucht bessere Studien, um zu überprüfen, ob es einen Zusammenhang zwischen beidem gibt – möglicherweise besteht er gar nicht.

+++ IST MEERSALZ VOLLER PLASTIK? +++

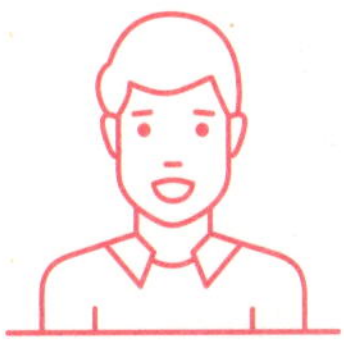

Die Verschmutzung unserer Meere und Ozeane mit Plastik ist ein recht neues Untersuchungsgebiet. Vor Kurzem wurden verschiedene Studien veröffentlicht, die der Frage nachgingen, wie viele Plastikteilchen, sogenanntes Mikroplastik, in Meersalz stecken. Als eine der ersten wurde die Studie von Yang[1] veröffentlicht, die 15 Salzproben aus verschiedenen Regionen Chinas analysierte. In allen Proben fand sich Mikroplastik, die höchste Konzentration davon in Meersalz (550 bis 681 Mikropartikel/kg). Im Sommer 2017 erschien eine spanische Studie, in der 21 Proben auf Mikroplastik untersucht wurden.[2] Im Meersalz fanden sich zwischen 50 und 280 Mikropartikel/kg. Die übrigen Salze enthielten 115 bis 185 Mikropar-

STUDIEN IM CHECK
1. Li J., Qu X., Su L., Zhang W., Yang D., Kolandhasamy P. … & Shi H. (2016). Microplastics in mussels along the coastal waters of China. Environmental Pollution 214, 177–184.

2. Iñiguez M.E., Conesa J.A. & Fullana A. (2017). Microplastics in Spanish Table Salt. Scientific Reports, 7.

tikel/kg Sowohl in der chinesischen als auch in der spanischen Studie handelte es sich dabei vor allem um PET. PET findet in Plastikflaschen und Folie, aber auch in der Textilindustrie Verwendung.

Auch das ILVO, das belgische Institut für Agrar- und Fischereiforschung, untersuchte 18 Proben Meersalz, das in Belgien erhältlich ist, auf vorhandenes Mikroplastik. Die gefundene Zahl an Mikroplastik variierte sehr stark: Industrielle und gewaschene Meersalze enthielten zwischen 0 und 66 Mikroplastikteilchen pro Kilo, während in den traditionellen Meersalzen zwischen 0 und 805 Teilchen pro Kilo vorgefunden wurden.[3] Auch deutsche Untersuchungen bestätigen dies.

3. Abschlussbericht der FOD Volksgezondheid, Veiligheid van de Voedselketen en het Leefmilieu, DG Leefmilieu, dienst Productbeleid: Bestek nr. DG5/PP/ML/16007 Lot 1 'De screening van zeezoutstalen op aanwezigheid van microplastics' uitgevoerd door. Eigen Vermogen van het Instituut voor Landbouw- Visserij- en Voedingsonderzoek.

Die verschiedenen Studien zeigen, dass Mikroplastik in Meersalz tatsächlich ein Problem ist. Die große Variation in der Zahl der Teilchen kann unterschiedliche Erklärungen haben. Einerseits werden nicht immer die gleichen Analysetechniken angewandt, wodurch ein Vergleich der Ergebnisse untereinander schwierig ist. Außerdem wird der Verschmutzungsgrad auch dadurch bestimmt, wie stark das Meerwasser verschmutzt ist. Salz aus einer stark verschmutzten Region wird mehr Mikroplastik enthalten.

Auch der Produktionsprozess wird eine Rolle spielen. Bei industriell gewonnenem Salz wird durch Waschen ein Teil der Mikropartikel entfernt. Möglicherweise ist auch die Verpackung wichtig. Eine Plastikverpackung könnte den Anteil der Mikropartikel erneut ansteigen lassen. In welchem Maß diese verschiedenen Facetten ausschlaggebend sind, ist alles andere als deutlich. Zur endgültigen Klärung dieser Frage sind weitere Studien dringend erforderlich.

Ob Mikroplastik in Meersalz eine Gefahr für die Gesundheit darstellt, wissen wir nicht. Bislang gibt es zu viele Unklarheiten, um Empfehlungen zu den gesundheitlichen Auswirkungen von Mikro- und Nanoplastik zu formulieren. Auch auf dieser Ebene brauchen wir mehr Studien.

Klar ist jedenfalls, dass die Aufnahme von Plastikpartikeln über Meersalz insgesamt begrenzt ist. Ausgehend von einer durchschnittlichen Salzzufuhr von 11 Gramm pro Tag (die DGE empfiehlt maximal 6 Gramm pro Tag) bei der nur traditionell ungewaschenes Meersalz verwendet wird, werden maximal 875 Mikropartikel pro Jahr aufgenommen. Zum Vergleich: Eine Portion Muscheln (225 Gramm) enthält bereits 900 Mikropartikel.

ERGEBNIS DES STUDIENCHECKS

Meersalz ist eine Quelle für Mikroplastik. Wie groß das Problem ist und welchen Effekt dies auf unsere Gesundheit hat, ist momentan noch unklar.

+++ SIND BROT UND NUDELN UNGESUND? +++

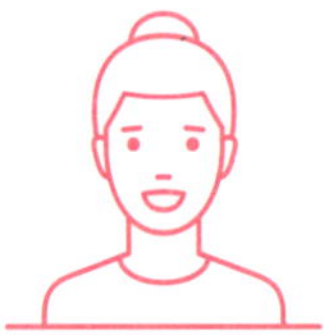

Eine groß angelegte Untersuchung ging der Frage nach, welchen Einfluss unsere Nahrung auf die Lebenserwartung und schwere Herz-Kreislauf-Erkrankungen hat. Dafür wurden 135 335 Personen über einen Zeitraum von durchschnittlich 7,4 Jahren begleitet. Die Teilnehmer stammten aus 18 Ländern. Weil sich die meisten Studien bislang auf westliche Länder konzentrierten, haben sich die Forscher diesmal bewusst für eine breitere Auswahl entschieden.

Zu Beginn der Studie sollten die Teilnehmer verschiedene standardisierte Fragebögen zu ihrer Ernährungs- und Lebenssituation ausfüllen. Zum Ende wurde überprüft, wie viele Personen mittlerweile einen Herzinfarkt oder Schlaganfall erlitten hatten oder verstorben waren. Die Forscher untersuchten den Zusammenhang zwischen der Sterbe- und Krankheitsrate einerseits und den Ernährungsgewohnheiten andererseits. Dabei wurden die Teilnehmer in fünf Gruppen eingeteilt, je nach ihren Essgewohnheiten. So überprüften die Wissenschaftler, ob die Teilnehmer mit einer hohen Kohlenhydratzufuhr eine höhere Wahrscheinlichkeit auf einen Herzinfarkt hatten als Teilnehmer, die wenig Kohlenhydrate aßen.

Die wichtigsten Ergebnisse ihrer Studie sind, dass eine hohe Kohlenhydratzufuhr die Wahrscheinlichkeit eines vorzeitigen Todes erhöht. Eine höhere Zufuhr von Fett dagegen – egal welchen Typs – scheint eine vorzeitige Sterbewahrscheinlichkeit zu senken. Es gab keinen Zusammenhang zwischen der Aufnahme von Kohlenhydraten und Fetten und der Wahrscheinlichkeit von Herzinfarkten oder Schlaganfällen.

Die Ergebnisse dieser Studie scheinen spektakulär und klingen Befürwortern einer kohlenhydratreduzierten, fettreichen Ernährung wie Musik in den Ohren. Bei der Interpretation der Ergebnisse muss man allerdings auch die Bedeutung der höchsten gegenüber der niedrigsten Zufuhr in der Praxis berücksichtigen. Die Teilnehmer, die 77 Prozent ihrer Energie aus Kohlenhydraten zogen, hatten eine um 28 Prozent höhere Wahrscheinlichkeit früher zu sterben als die Teilnehmer, die 45 Prozent ihrer Energie aus Kohlenhydraten zogen. Die EFSA, die Europäische Behörde für Lebensmittelsicherheit, empfiehlt, zwischen 45 und 60 Prozent der

STUDIE IM CHECK

Dehghan M. u. a. Associations of fats and carbohydrate intake with cardiovascular disease and mortality in 18 countries from five continents (PURE): a prospective cohort study. The Lancet. 2017.

Energiezufuhr aus Kohlenhydraten aufzunehmen. In diesem Sinn unterstützen die Ergebnisse dieser Studie die Empfehlungen. Neben der Gesamtmenge an Kohlenhydraten ist auch deren Qualität wichtig, was in dieser Studie keine Berücksichtigung fand. Frühere Studien haben bereits gezeigt, dass zugesetzte Kohlenhydrate aus Süßigkeiten oder Kohlenhydrate aus Weißmehl in Gebäck, Weißbrot oder hellen Nudeln einen anderen Effekt haben als Kohlenhydrate aus Vollkornbrot, braunem Reis, Hülsenfrüchten und Obst. Letztere sind auch reich an Ballaststoffen und damit unentbehrlich.

Bei den Fetten sieht es ähnlich aus. Die Gruppe mit der höchsten Einnahme (35 Prozent) hatte eine signifikant höhere Lebenserwartung verglichen mit der Gruppe, die nur 10 Prozent ihrer Energie aus Fett zu sich nahm. 10 Prozent sind extrem wenig und führen zu einem Mangel an essenziellen Fettsäuren und fettlöslichen Vitaminen. Richtwerte der Deutschen Gesellschaft für Ernährung e.V. (DGE) besagen, dass mehr als 50 Prozent der Gesamtenergiezufuhr von Erwachsenen aus Kohlenhydraten und 30 Prozent aus Fetten stammen sollten.

ERGEBNIS DES STUDIENCHECKS

Eine gemäßigte Zufuhr von Kohlenhydraten und Fetten scheint die beste Garantie für ein langes Leben zu bieten. Zu einer solchen Ernährungsweise gehören auch Vollkornbrot und Nudeln.

+++ MACHT ZUCKER DUMM? +++

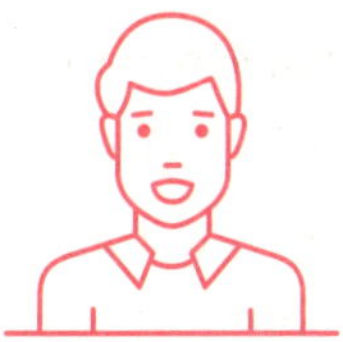

Studien über Zucker erregen immer viel Aufsehen in den Medien. Mal lesen wir, Zucker mache depressiv, ein anderes Mal, er könne Übergewicht, Diabetes Typ 2 und Krebs verursachen. Dass ein hoher Zuckerkonsum zu Übergewicht und Diabetes Typ 2 führen kann, ist unumstößlich. Dass er depressiv macht, wurde jedoch nie nachgewiesen. Auch die Behauptung, eine zuckerlose Diät könne Krebszellen aushungern, ist kompletter Unsinn (siehe Seite 157ff). Die Studie zu der Frage, ob Zucker dumm macht, gehört wieder zu dem Typ Nachrichten, den man in Saure-Gurken-Zeiten nur allzu gern aus der Schublade zieht. Diese Studie basiert auf einem Tierversuch aus dem Jahr 2014. Nach ein paar Tagen mit einer zuckerreichen Ernährung schnitten Laborratten bei einigen unbedeutenden Gedächtnistests (wie dem Wiederauffinden von Nahrung in einem

Labyrinth) weniger gut ab als Ratten, die keine zuckerreiche Ernährung bekommen hatten. Daraus abzuleiten, dass eine zuckerreiche Ernährung Menschen dumm macht, ist ein wahrlich großer Schritt, den die Forscher selbst nie gemacht haben.

STUDIE IM CHECK
Beilharz J.E., Maniam J., Morris M.J. Short exposure to a diet rich in both fat and sugar or sugar alone impairs place, but not object recognition memory in rats. Brain Behav Immun. März 2014; 37:134–141.

Eine Suche nach wissenschaftlich wasserdichter und studienbasierter Literatur über Zuckerkonsum und Intelligenz beim Menschen bleibt erfolglos. Das bedeutet aber auch, dass das Gegenteil – dass Zucker nicht dumm macht – ebenfalls nie nachgewiesen wurde. Es wurde einfach nicht untersucht!

Es gibt jedoch Studien über die Auswirkung von Nahrung mit einem hohen glykämischen Index – das sind Produkte, die den Blutzuckerspiegel schnell ansteigen lassen – auf die intellektuellen Fähigkeiten, aber sie finden keinen eindeutigen Zusammenhang zwischen Produkt und Intelligenz.

Die Vorstellung, Zucker mache dumm, wird möglicherweise auch von der Feststellung genährt, dass Menschen mit Diabetes Typ 2 ein höheres Risiko auf eine Alzheimer-Demenz haben. Manche sehen da einen Zusammenhang zwischen einem gestörten Zuckerhaushalt und intellektuellem Verfall. Wiederum viel zu kurz geschlossen. Diabetes Typ 2 kann man nicht mit einem hohen Zuckerkonsum gleichstellen.

Bekannt ist allerdings, dass Zucker die Aufmerksamkeit vorübergehend erhöhen kann, nämlich dann, wenn der Blutzuckerspiegel zu niedrig ist. Daher ist es durchaus clever, in Prüfungssituationen für den Notfall ein Stück Zucker bereitzuhalten.

ERGEBNIS DES STUDIENCHECKS

Menschen werden nicht dümmer von Zucker, nur weil ein paar Laborratten sich in einem Labyrinth ein wenig schlechter zurechtfinden, nachdem sie viel Zucker geschleckt haben. Eine solche Nachricht sollte man immer mit einer gehörigen Portion Humor nehmen.

+++ SIND KINDER MIT EIGENEM FERNSEHER DICKER? +++

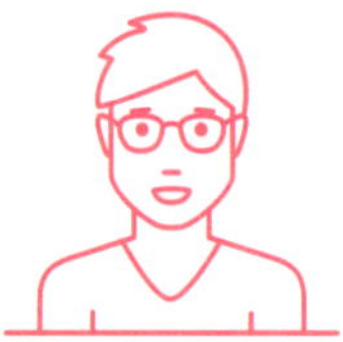

Forscher des University College London (UCL) analysierten die Daten von 12566 Kindern, die in einer anderen großen Studie gesammelt wurden, der UK Millennium Cohort Study. Die Wissenschaftler suchten nach langfristigen Zusammenhängen zwischen einem eigenen Fernsehgerät im Zimmer, der Computernutzung und dem Körperfett bei Kindern.

In Großbritannien ist der Fernseher bei Kindern zwischen 5 und 11 Jahren das beliebteste Medium. Fettleibigkeit ist dort ein großes Problem: Schätzungen zufolge ist ein Fünftel der britischen Kinder übergewichtig. Auch in Deutschland ist jedes siebte Kind zu dick oder fettleibig, wie eine aktuelle Studie des Robert Koch-Instituts belegt. Danach haben 15,4 Prozent der Mädchen und Jungen im Alter zwischen 3 und 17 Jahren Übergewicht, fast 6 Prozent davon Adipositas.

In der britischen Studie wurden die Daten von Kindern im Alter von 7 und 11 Jahren untersucht. Von den Siebenjährigen haben ca. 55 Prozent einen eigenen Fernseher im Zimmer. Diese Kinder hatten mit 11 Jahren einen höheren BMI als ihre Altersgenossen ohne TV. Den Zusammenhang konnte man vor allem bei den Mädchen gut beobachten: Ihr Übergewichtsrisiko war um 33 Prozent höher als das der Mädchen ohne TV. Bei Jungen war dieses Risiko um etwa 20 Prozent erhöht.

Die Wissenschaftler schließen daraus, dass ein Fernseher im Schlafzimmer einen unabhängigen Risikofaktor für Übergewicht darstellt. Das heißt, dass sich der Zusammenhang nicht durch andere Faktoren erklären lässt. Mögliche Variablen, die sie berücksichtigt haben, sind der BMI im Kleinkindalter, Einkommen, Bettzeiten, körperliche Aktivität, BMI der Mutter ...

Diese Studie ist ein Beispiel für eine Beobachtungsstudie. Dabei werden die Versuchspersonen beobachtet, doch eine Intervention erfolgt nicht. So sucht man nach Zusammenhängen zwischen verschiedenen Faktoren, in diesem Fall einem Fernseher im eigenen Zimmer und Übergewicht. Der Nachteil einer solchen Studie ist, dass man nie mit Sicherheit sagen kann, ob es wirklich einen unabhängigen und kausalen Zusammenhang gibt. So könnte es auch sein, dass Kinder mit einem Fernseher im Zimmer zum Beispiel auch weniger Sport treiben, mehr Snacks essen, fettleibige Eltern

STUDIE IM CHECK
Heilmann A., Rouxel P., Fitzsimons E. u. a. Longitudinal associations between television in the bedroom and body fatness in a UK cohort study. International Journal of Obesity. Online veröffentlicht am 2. Juni 2017.

haben, später ins Bett gehen ... Das Übergewicht ist dann keine direkte Folge des Fernsehers im Zimmer. In dieser Studie wurden viele dieser Faktoren berücksichtigt, aber es ist trotzdem sehr schwierig, ohne eine vollständige Analyse von unter anderem Ernährungsweise und Bewegung Schlussfolgerungen daraus zu ziehen.

Außerdem war der Unterschied beim BMI auch recht klein: 0,59 bei Mädchen und 0,29 bei Jungen. Bei einem so geringen Unterschied sind Aussagen über die Auswirkungen auf die Gesundheit und langfristige Effekte schwierig. Es wäre auch besser gewesen, nicht nur im Alter von 7 bis 11 Jahren zu testen, sondern die Kinder über einen längeren Zeitraum zu begleiten.

Es ist allgemein bekannt, dass wenig Bewegung und ungesundes Essen zu Übergewicht führen. Möglicherweise trägt ein eigener Fernseher im Zimmer indirekt dazu bei. Aus dieser Studie kann man jedoch nicht schlussfolgern, dass es einen direkten Zusammenhang gibt. Laut aktueller Richtlinien sollten sich Kinder und Jugendliche mindestens eine Stunde pro Tag mäßig bis intensiv bewegen.

ERGEBNIS DES STUDIENCHECKS

Ein Fernseher im Zimmer trägt möglicherweise zum Übergewicht von Kindern bei, aber ein direkter Zusammenhang ist nicht nachzuweisen. Zur Vermeidung von Übergewicht sollten Eltern ihre Kinder zu einem aktiven Leben und einer ausgewogenen Ernährungsweise anregen.

+++ MACHT KAFFEE APPETIT AUF SÜSSES? +++

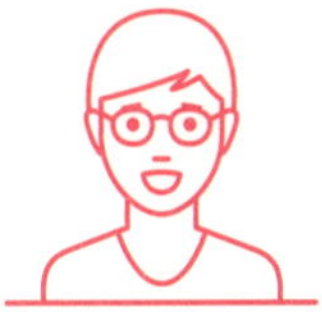

In einem kleinen Experiment sind Wissenschaftler aus den USA der Frage nachgegangen, welchen Effekt Koffein auf die Geschmacksschwelle von Süßem und das Hungergefühl hat. Dazu baten sie 107 vor allem weibliche Teilnehmer (74 Prozent), in zwei getrennten Experimenten eine Tasse Kaffee zu trinken. Diese enthielt entweder Koffein oder Chinin. Die Koffein- und Chininmenge war aufeinander abgestimmt, sodass beide Kaffeesorten gleich bitter schmeckten. Durch die Zugabe von Milch wurden sie leicht gesüßt.

Im Anschluss unterzogen sich die Teilnehmer einer Reihe von Geschmackstests, in denen sie Wasser mit verschieden hohen Zuckerkonzentrationen schmecken sollten. So konnten die Wissenschaftler der Frage nachgehen, ob Koffein im Vergleich zu Chinin einen Einfluss auf die Geschmacksschwelle für Süßes hat. Auf ähnliche Weise untersuchten sie, ob Koffein sich darauf auswirkt, wie salzig, sauer und umami wahrgenommen werden.

Nach statistischer Analyse schlussfolgerten die Wissenschaftler, dass Koffein sehr wohl einen Einfluss auf die Intensität hat, wie Süßes wahrgenommen wird. Sowohl der Kaffee mit Koffein selbst als auch das Zuckerwasser, das danach probiert wurde, schmeckten weniger süß, als wenn Kaffee mit Chinin getrunken wurde. Auf die anderen Geschmacksrichtungen hatte Koffein keinen Einfluss. Es gab auch keinen Unterschied beim Hungergefühl zwischen dem Kaffee mit Koffein und dem mit Chinin.

STUDIE IM CHECK
Choo EH., Picket B., Dando R. Caffeine May Reduce Perceived Sweet Taste in Humans, Supporting Evidence That Adenosine Receptors Modulate Taste. Journal of Food Science. 2017.

Diese Studie ist nicht die erste, die der Frage nachgeht, welchen Effekt Koffein auf die Geschmackswahrnehmung von Süßem hat. Tierversuche haben bereits gezeigt, dass Koffein auf die Geschmacksrezeptoren für Süßes einwirkt, wodurch der süße Geschmack vorübergehend als weniger intensiv wahrgenommen wird. Auch aus ähnlichen Studien an Menschen geht hervor, dass man mehr Zucker zufügen muss, damit koffeinhaltige Getränke gleich süß schmecken. Neu an dieser Studie ist, dass man auch auf den Effekt auf gezuckerte Getränke achtete, die nach einem koffeinhaltigen Getränk getrunken wurden. Leider wurde nicht angegeben, wie lange dieser hemmende Effekt auf den süßen Geschmack anhält. Auch ob die Auswirkungen bei wechselnden Koffeinmengen gleich groß sind, wurde nicht untersucht. In ihrem Experiment verwendeten die Forscher Kaffee mit 200 Milligramm Koffein. Das entspricht etwa 2,5 Tassen Kaffee. Über die Wirkung von mehr oder weniger Koffein auf den süßen Geschmack lässt sich demnach keine Aussage machen. Und ob die Auswirkung auf den süßen Geschmack zu einem größeren Appetit auf Süßes und zu einem höheren Konsum zuckerhaltiger Produkte führte, wurde nicht untersucht. Es gibt auch keinen Grund zu der Annahme, dass dies so ist. Im Gegenteil – aus einem vor Kurzem erschienenen Übersichtsartikel geht hervor, dass es keinen Einfluss auf die Energiezufuhr gab, wenn Koffein 3 bis 4,5 Stunden vor der Mahlzeit aufgenommen wurde. Wurde das Koffein kürzer vor der Mahlzeit getrunken, sank die aufgenommene Energiemenge.

ERGEBNIS DES STUDIENCHECKS

Aus dieser Studie geht hervor, dass der Geschmackseindruck süß aufgrund des Koffeins als weniger intensiv wahrgenommen wird – sowohl im koffeinhaltigen Getränk selbst als auch in zuckerhaltigen Getränken, die kurz danach getrunken werden. Ob sich dies auf die Lust auf Süßes oder den Konsum zuckerhaltiger Produkte auswirkt, wurde nicht untersucht.

+++ IST WEISSBROT GENAUSO GESUND WIE SCHWARZBROT? +++

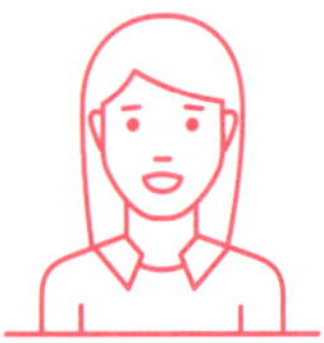

Diese Studie wurde von einer Forschergruppe des Weizmann Instituts in Israel durchgeführt. 20 gesunde Versuchspersonen sollten dabei eine Woche lang entweder Weißbrot oder Vollkornbrot aus Sauerteig essen. Andere Weizenprodukte wurden vom Speiseplan gestrichen. Nach diesen sieben Tagen durften die Teilnehmer zwei Wochen lang essen, was sie wollten. Danach wurden sie erneut aufgefordert, eine Woche lang nur von einem Brottyp zu essen, dieses Mal die andere Sorte. So wollten die Forscher feststellen, ob sich bestimmte Gesundheitsparameter unter Einfluss des Brottyps veränderten. Sie führten verschiedene Bluttests durch und achteten auf Blutdruck, Gewicht, Darmbakterien und den Blutzuckergehalt. Außerdem evaluierten sie die Reaktionen des Körpers auf eine Zuckerzufuhr, die sogenannte glykämische Reaktion.

Der Schwerpunkt dieser Studie lag vor allem auf der letztgenannten Messung.

Die Forscher kamen zu dem Schluss, dass sich keine eindeutigen Unterschiede zwischen den beiden Brotsorten aufzeigen lassen. Allerdings stellten sie fest, dass die glykämische Reaktion bei manchen Versuchspersonen nach dem Verzehr von weißem oder dunklem Brot höher oder niedriger ausfiel. Dieser Effekt soll der Studie zufolge mit bestimmten Darmbakterien zusammenhängen. So schlossen sie, dass die Wirkung des Brottyps von Person zu Person variiert. Deswegen lässt sich keine allgemeine Schlussfolgerung formulieren, welches Brot unserer Gesundheit zuträglicher ist.

Der Schwerpunkt dieser Studie liegt vor allem auf der glykämischen Reaktion nach dem Verzehr von Vollkorn- oder Weißbrot. Eine schlechte glykämische Reaktion ist ein Risikofaktor für die Entwicklung von Diabetes Typ 2. Hier fand man keinen Unterschied zwischen den beiden Brotsorten, aber das lässt sich möglicherweise auch dadurch erklären, dass der Studienzeitraum zu kurz war, um einen tatsächlichen Unterschied aufzuzeigen. Eine Studie, die nur zwei Wochen dauert und nur 20 Versuchspersonen umfasst, hat schließlich wenig Beweiskraft.

STUDIE IM CHECK
Korem T., Zeevi D., Zmora N. u.a. Bread Affects Clinical Parameters and Induces Gut Microbiome-Associated Personal Glycemic Responses. Cell Metabolism. Online veröffentlicht am 6. Juni 2017.

Des Weiteren gibt es – neben den Parametern, die in dieser Studie betrachtet wurden – noch viele weitere Gründe, einem Vollkornbrot gegenüber Weißbrot den

Vorzug zu geben. So sind die Ballaststoffe, die dunkles Brot enthält, für eine geregelte Verdauung nützlich. Langfristig werden sie auch mit einem geringeren Dickdarmkrebsrisiko in Verbindung gebracht. Daneben sorgt dunkles Brot für ein sättigendes Gefühl, wodurch man weniger Hunger verspürt und die Gewichtszunahme geringer ausfällt. Das sind wichtige Argumente, die von dieser Studie nicht berücksichtigt wurden. Ein Zeitraum von zwei Wochen ist definitiv zu kurz, um diese Effekte zu evaluieren.

Obwohl es nicht sehr überraschend ist, dass verschiedene Personen unterschiedlich auf verschiedene Nahrungstypen reagieren, ist es ein interessanter Befund, dass dieser Unterschied mit der Art der Darmbakterien zusammenhängen soll. Fraglich ist, ob diese Auslegung möglicherweise auf eine Interessenverflechtung zurückgeht: Zwei der Forscher arbeiten nämlich für ein Unternehmen, das personalisierte Diätempfehlungen auf Grundlage von Stuhltests anbietet.

ERGEBNIS DES STUDIENCHECKS

Diese Studie kann die allgemeine Empfehlung, Vollkornbrot Weißbrot vorzuziehen, nicht entkräften. Sie ist zu begrenzt und möglicherweise sind die Ergebnisse durch einen Interessenkonflikt beeinflusst. Wichtige Vorteile des Verzehrs von Vollkornbrot werden nicht beachtet. Ein Butterbrot aus vollem Korn ist noch immer die bessere Wahl.

+++ BEEINFLUSST DIE FARBE DES DRINKS DIE STÄRKE DES KATERS? +++

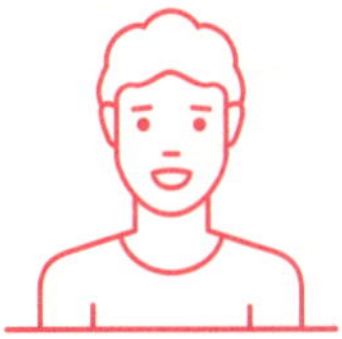

Eine amerikanische Forschergruppe studierte die Auswirkungen eines Katers auf die kognitiven Leistungen. Außerdem untersuchten sie, ob der Kater nach dem Genuss von amerikanischem Bourbon Whiskey schlimmer ist als der nach Wodka. Für diese Studie engagierten sie 95 Studenten oder frische Absolventen zwischen 21 und 35 Jahren. Die Versuchspersonen sollten erfahrene Trinker sein (mehr als fünf alkoholische Getränke an einem Abend im vergangenen Monat), durften jedoch kein diagnostiziertes Alkoholproblem haben.

Die Studie wurde an zwei Abenden durchgeführt: An einem Abend bekamen die Teilnehmer Whiskey oder Wodka (mit Cola gemischt, um die Farbe zu kaschieren), eine Woche später bekamen sie einen alkoholfreien Placebodrink. Kurz vor Beginn der Studie führten sie einige kognitive Tests durch, die ihre Reakti-

STUDIE IM CHECK
Rohsenow D.J., Howland J., T. Arnedt J u. a. Intoxication With Bourbon Versus Vodka: Effects on Hangover, Sleep, and Next-Day Neurocognitive Performance in Young Adults. Alcoholism: Clinical and Experimental Research. Online veröffentlicht im Dezember 2017.

onsgeschwindigkeit, Aufmerksamkeit und Konzentration maßen. Am Morgen danach führten die Teilnehmer dieselben Tests noch einmal durch und man fragte sie, wie sie sich fühlen. Jeder Teilnehmer, der am Abend zuvor Alkohol getrunken hatte, schnitt bei den kognitiven Aufgaben schlechter ab als diejenigen, die keinen Alkohol zu sich genommen hatten. Dabei gab es keinen Unterschied zwischen den beiden Getränkesorten, doch die Whiskeytrinker fühlten sich bedeutend schlechter als die Wodkatrinker.

Als mögliche Erklärung dafür, dass dunkle Getränke (wie Whiskey) einen heftigeren Kater verursachen, nannten die Wissenschaftler die durch die Fermentation entstandene größere Anzahl von Nebenprodukten.

Das ist eine interessante Studie, aber es ist noch zu früh, als dass wir uns jetzt alle auf Wodka stürzen könnten. Die Studie ist nämlich ziemlich klein angelegt, was die Wahrscheinlichkeit, dass es sich um ein zufälliges Ergebnis handelt, stark erhöht. Ein Kater ist ein subjektiver Zustand, den jeder anders erlebt. Außerdem nennt die Studie selbst noch weitere Mängel: Man hat ausschließlich mit jungen Versuchspersonen ohne Alkoholproblem gearbeitet, es ist also nicht sicher, ob es sich bei älteren Menschen oder Alkoholikern um dieselben Auswirkungen handeln würde. Auch würden manche mehr oder weniger trinken als die Menge Alkohol, die in dieser Studie verwendet wurde, was die Auswirkungen beeinflusst. Zudem hatten die meisten Versuchstrinker – trotz der Verwendung eines Placebodrinks mit vergleichbarer Farbe und Geschmack – doch eine Vermutung, was sie da gerade tranken. Möglicherweise wurden die Ergebnisse auch dadurch beeinflusst.

Die Studie impliziert jedoch, dass wir uns bei einem Kater nicht nur schlecht fühlen, sondern auch kognitiv schwächere Leistungen erbringen. Das kann unter anderem unser Fahrverhalten beeinflussen. Der Beweis, dass dunkle Getränke einen stärkeren Kater verursachen als helle, wird jedoch nicht erbracht. Es wurden lediglich zwei Spirituosen getestet, bei denen nicht überprüft wurde, ob der Unterschied der Farbe zuzuschreiben ist. Dass die Unterschiede mit dem Fermentationsprozess zu tun haben, ist eine mögliche Theorie der Wissenschaftler, die von den Medien zu sehr betont wurde. Von anderen Getränken wie Wein und Bier ist in dieser Studie nicht die Rede. Maßvolles Trinken ist und bleibt die beste Methode zur Vermeidung eines Katers.

ERGEBNIS DES STUDIENCHECKS

Diese Studie suggeriert, dass Whiskey einen schlimmeren Kater verursacht als Wodka. Es wird jedoch nicht fundiert genug erklärt, warum das so ist. Daraus können wir nicht schließen, dass man von dunklen Getränken einen heftigeren Kater bekommt als von hellen.

+++ SIND VERSCHLIESSBARE VERPACKUNGEN EIN WUNDERMITTEL GEGEN FETTLEIBIGKEIT? +++

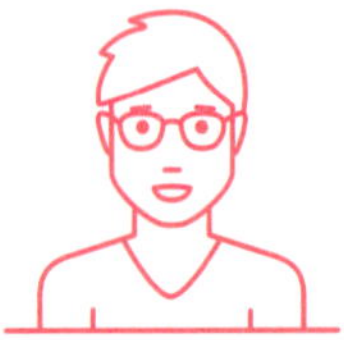

In drei kleinen Experimenten untersuchten Wissenschaftler der Universität Gent, inwiefern verschließbare Verpackungen unser Essverhalten beeinflussen. Zunächst bestimmten sie über einen Online-Fragebogen bei 81 Arbeitnehmern den Effekt einer verschließbaren Verpackung auf ihre Naschabsicht. Dafür sollten die Teilnehmer angeben, wie viel sie von einer Packung Süßigkeiten essen würden. Die Teilnehmer, denen man die verschließbare Packung gezeigt hatte, gaben an, nur halb so viel davon essen zu wollen wie diejenigen, die die „normale“ Verpackung zu Gesicht bekamen.

Weil die Absicht noch nichts darüber aussagt, was man wirklich isst, wurde ein zweites Experiment durchgeführt. Dabei durften 71 Studenten ins Kino. Während des Films bekamen sie eine Flasche Wasser und eine verschließbare beziehungsweise nicht verschließbare

Tüte mit Süßigkeiten. Die Teilnehmer wussten nicht, welche Absicht hinter dem Experiment stand, damit sollten die Ergebnisse möglichst wenig beeinflusst werden. Anschließend sollten die Teilnehmer verschiedene Fragebögen ausfüllen. Darin ging es unter anderem um das Maß der Selbstkontrolle und bewusstes oder unbewusstes Essen. Es wurde auch gemessen, wie viel die Teilnehmer von den Süßigkeiten gegessen hatten. Nach der Korrektur um verschiedene Einflussfaktoren stellte sich heraus, dass die Teilnehmer ohne verschließbare Verpackung 2,5-mal so viele Süßigkeiten verzehrt hatten. Die verschließbare Verpackung sorgt anscheinend dafür, dass man das Essen auf Autopilot für kurze Zeit stoppt und kurz darüber nachdenkt, ob man nun weiteressen soll oder nicht.

Das letzte Experiment galt dem längerfristigen Effekt. Es könnte nämlich sein, dass zwar pro Mal weniger, aber dann eben öfter genascht wird – wodurch letzten Endes gleich viele Süßigkeiten verzehrt würden. Um dies zu testen, bekamen 43 Teilnehmer eine Schachtel mit vier verschiedenen ungesunden Snacks mit nach Hause, von denen sie eine Woche lang essen durften. Die eine Hälfte der Teilnehmer bekam die Snacks in einer verschließbaren Verpackung, die andere Hälfte in einer „normalen" Verpackung. Über ein Tagebuch sollten sie notieren, wann und wie viele sie von den Snacks aßen. Nach Analyse der Ergebnisse stellte sich heraus, dass die Teilnehmer mit der verschließbaren Verpackung weniger pro Mal aßen und auch nicht öfter davon naschten.

Was und wie viel wir essen, ist ein sehr komplexer Prozess, der von zahlreichen Faktoren beeinflusst wird. Auch die Art und Weise, wie ein Nahrungsmittel angeboten wird, spielt eine wichtige Rolle. So wurde bereits gezeigt, dass große Verpackungen dazu verführen, mehr zu konsumieren und dass eine durchsichtige Verpackung den Konsum bremsen kann. Diese neue Studie zeigt, dass auch eine verschließbare Verpackung ungesundes Snacken reduzieren kann. Die Ergebnisse gelten für Produkte in einer großen Verpackung, die lange haltbar sind. Welche Auswirkungen kleinere Verpackungen mit kürzerer Haltbarkeit gehabt hätten, ist nicht bekannt.

STUDIE IM CHECK
De Bondt C., Van Kerckhove A., Geuens M. „My lips are sealed" – The impact of package resealability on the consumption of tempting foods. Appetite 117 (2017): 143–151.

Wie ausschlaggebend eine verschließbare Verpackung im Kampf gegen Adipositas ist, wurde nicht untersucht. Dafür müsste man analysieren, welchen langfristigen Effekt sie auf die Gesamtnahrungs- oder Energiezufuhr und das Gewicht hat.

ERGEBNIS DES STUDIENCHECKS

Ob verschließbare Verpackungen die neue Wunderwaffe im Kampf gegen Adipositas sind, kann diese Studie nicht nachweisen. Sie zeigt aber, dass verschließbare Verpackungen die Menge an ungesunden Snacks pro Naschgelegenheit bremsen können.

+++ MACHEN LIGHT-GETRÄNKE DICK? +++

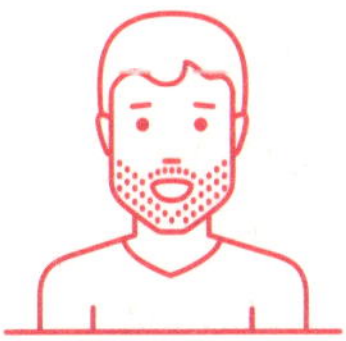

Im Kampf gegen Übergewicht und Wohlstandskrankheiten empfiehlt manch einer, gezuckerte Erfrischungsgetränke durch Light-Getränke zu ersetzen. Doch ist das wirklich sinnvoll? In einer neuen Übersichtsstudie mit Metaanalyse haben kanadische Wissenschaftler die neuesten Studien zu den Auswirkungen von Süßstoffen (häufig eingesetzt in Light-Getränken) auf unsere Gesundheit verglichen.

Dabei stützten sie sich auf klinische Studien und Folgestudien. Einige Studien entsprachen den gesetzten Bedingungen und wurden in ihre Studie aufgenommen. Schließlich haben sie sieben klinische Studien (1003 Teilnehmer) und 30 Folgestudien (405 907 Teilnehmer) nutzen können. Die gemeinsame Analyse der Daten sollte mehr Klarheit in der Beziehung zwischen Süßstoffen und Übergewicht einerseits und

Süßstoffen und Wohlstandskrankheiten andererseits schaffen.

Die klinischen Studien zeigen, dass Süßstoffe zu einer kleinen, aber nicht signifikanten Senkung des Körpergewichts führen. Auffällig ist, dass vor allem von der Industrie gesponserte Studien zu einem positiven Ergebnis führen. Unabhängige Studien weisen eher auf einen neutralen Effekt hin. Die Folgestudien zeigen ein anderes Ergebnis. Aus diesen Studien geht hervor, dass es einen Zusammenhang zwischen der Verwendung von Süßstoffen (in Form der Light-Erfrischungsgetränke) und dem Körpergewicht gibt. Je mehr Erfrischungsgetränke man trinkt, desto höher ist die Wahrscheinlichkeit von Übergewicht! Außerdem stellte sich heraus, dass der Konsum von Erfrischungsgetränken in ihrer Light-Version auch die Wahrscheinlichkeit auf Bluthochdruck, Diabetes sowie Herz-Kreislauf-Erkrankungen leicht ansteigen ließ.

STUDIE IM CHECK
Azad M.B. u.a. Nonnutritive sweeteners and cardiometabolic health: a systematic review and meta-analysis of randomized controlled trials and prospective cohort studies. Canadian Medical Association Journal 189.28 (2017): E929–E939.

Auch aus früheren Metaanalysen geht hervor, dass die Auswirkungen von Süßstoffen auf unser Körpergewicht komplexer sind, als man auf den ersten Blick vermutet. Darauf verweisen auch die scheinbar widersprüchlichen Ergebnisse der klinischen Studien und der Folgestudien. Bei der Interpretation der Ergebnisse darf man nicht aus den Augen verlieren, dass die klinischen Studien im Durchschnitt nur über sechs Monate liefen. Dieser Zeitraum ist möglicherweise zu kurz, um wichtige negative Auswirkungen auf das Körpergewicht und die Wahrscheinlichkeit von Diabetes und Herz-Kreislauf-Erkrankungen nachzuweisen. Folgestudien haben den Vorteil, dass sie sich über einen längeren Zeitraum erstrecken (hier im Durchschnitt zehn Jahre) und dass es sich um viel mehr Studienteilnehmer handelt. Doch ihr größter Nachteil ist, dass sie keinen ursächlichen Zusammenhang nachweisen können.

Auf welche Weise intensive Süßstoffe, die keine Energie liefern, trotzdem einen negativen Effekt auf unser Körpergewicht haben können, ist nicht klar. Darüber kursieren zwar verschiedene Hypothesen, aber die müssen noch weiter erforscht werden. So glauben manche, dass Süßstoffe den Appetit auf Süßes anregen, wodurch letzten Endes mehr gegessen wird. Andere vermuten, dass Süßstoffe die Zusammensetzung unserer Darmflora ändern und dadurch einen negativen Effekt auf unser Körpergewicht haben.

Wieder andere Studien zeigen, dass die Verwendung von Light-Produkten aufgrund des psychologischen Effekts zu einem höheren Konsum führt: Die Konsumenten fühlen sich weniger schuldig, wenn sie Light-Produkte verwenden und neigen deswegen dazu, mehr zu essen. Dadurch wird der eventuelle positive Effekt vollkommen zunichtegemacht. Und zum Schluss ist es auch gut möglich, dass Light-Getränke ein Zeichen für ungesunde Ernährungsgewohnheiten sind. Dann wären nicht die Light-Getränke, sondern die ungesunden Lebensgewohnheiten die Ursache von Übergewicht und Wohlstandskrankheiten.

ERGEBNIS DES STUDIENCHECKS

Ob der Konsum von Light-Getränken Übergewicht verursacht, kann diese Studie nicht nachweisen. Es wird jedoch deutlich, dass die Verwendung von Süßstoffen statt Zucker in Erfrischungsgetränken als alleinige Maßnahme nicht ausreicht, um Übergewicht und Wohlstandskrankheiten zu vermeiden oder zu behandeln.

+++ IST VEGETARISCH ESSEN NICHT IMMER GESUND? +++

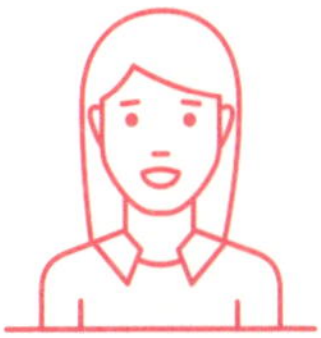

Amerikanische Forscher brachten Daten aus drei großen Studien von Mitarbeitern im Gesundheitswesen zusammen: 73710 Frauen zwischen 30 und 55 Jahren, 92329 Frauen zwischen 25 und 42 Jahren und 43259 Männer zwischen 40 und 75 Jahren. Zu Beginn hatte keiner der Teilnehmer eine Herzerkrankung oder Krebs oder einen Schlaganfall erlitten. Alle Teilnehmer füllten alle zwei bis vier Jahre einen ausführlichen Fragebogen zu ihren Ernährungsgewohnheiten aus.

In der aktuellen Studie wurden die Personen, die sich hauptsächlich pflanzlich ernährten, auf Grundlage ihrer Essgewohnheiten in drei Kategorien eingeteilt: Menschen, die möglichst viel pflanzlich aßen, aber nicht alle tierischen Produkte (Milch, Eier) ausschlossen; Menschen, die vorzugsweise „gesunde“ pflanzliche Nahrung zu sich nahmen wie Vollkorn, Obst und

Gemüse und Menschen, die pflanzlich aßen, aber raffiniertes Getreide und Zucker nicht mieden. Während des rund zehn Jahre dauernden Folgezeitraums erlagen 8 631 Personen einer Herzkrankheit. Menschen, die eine gesunde und überwiegend vegetarische Ernährungsweise mit viel Gemüse, Obst, Vollkornprodukten, Nüssen und Öl befolgten, hatten ein geringeres Risiko für Herzkrankheiten, während diejenigen, die überwiegend pflanzlich aßen, aber häufiger raffinierte Produkte (weißen Reis, Nudeln, Getreide), Gebäck, Süßigkeiten, Fritten usw. erst recht häufiger Herz-Kreislauf-Erkrankungen entwickelten.

STUDIE IM CHECK
Satija A., Bhupathiraju S.N., Spiegelman D. u.a. Healthful and Unhealthful Plant-Based Diets and the Risk of Coronary Heart Disease in U.S. Adults. Journal of the American College of Cardiology. Online veröffentlicht am 17. Juni 2017.

Die Forscher schließen daraus, dass es keinerlei Gesundheitsvorteile bietet, einfach nur das Fleisch vom Speiseplan zu streichen, ansonsten aber ungesunde pflanzliche Produkte zu essen. Im Gegenteil. Eine vegetarische Ernährung ist der Gesundheit nur dann zuträglich, wenn man sich für gesunde pflanzliche Lebensmittel entscheidet.

Gebäck, Chips, Fritten und gezuckertes Frühstücksgetreide kann man allesamt als vegetarische, größtenteils sogar als pflanzliche Lebensmittel bezeichnen, aber gesund sind sie selbstverständlich nicht. Ernährt man sich ausschließlich davon, folgt man zwar einer vegetarischen Ernährung, isst aber wohl kaum ausgewogen. Wer gesund essen will – egal, ob das nun vegetarisch ist oder gelegentlich mit einem Stück Fleisch –, entscheidet sich am besten für Vollkornprodukte, viel Obst und Gemüse, Öl statt Butter und wenig raffinierte oder industriell verarbeitete Produkte.

Diese Studie zeigt, dass Menschen, die sich überwiegend pflanzlich ernähren, aber auch eine Menge ungesunder Produkte verzehren, kein geringeres Risiko auf eine Herzkrankheit haben.

ERGEBNIS DES STUDIENCHECKS

Fleisch vom Speiseplan zu streichen und ansonsten ungesund zu essen, ist zwar vegetarisch, aber noch lange nicht gesund. Wer sich gesund vegetarisch ernähren will, muss sich auch für gesunde vegetarische Lebensmittel entscheiden: Vollkorn, Obst und Gemüse, Nüsse, Öl ... Ein gelegentliches Stück Fleisch oder Fisch macht diesen günstigen Effekt nicht zunichte. Es ist der Überfluss an Ungesundem (Pizza, Gebäck, Chips, Fritten, fette Soßen ...), der sich mehr auf die Gesundheit niederschlägt. Das bestätigen auch die Zahlen aus dieser neuen Studie.

+++ LEBT MAN MIT KAFFEE LÄNGER? +++

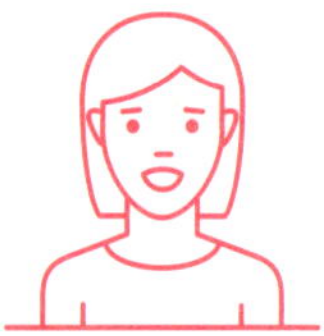

Die Fachzeitschrift Annals of Internal Medicine veröffentlichte zwei groß angelegte Studien über den Kaffeekonsum: eine, an der sich rund 450 000 Europäer beteiligten, und eine mit rund 185 000 nicht-weißen Amerikanern. Alle Teilnehmer hatten einmalig Fragebögen zu ihren Lebensgewohnheiten ausgefüllt, darunter auch zu ihrem Kaffeekonsum. Anhand der Sterberegister überprüfte man nach einem durchschnittlichen Folgezeitraum von 16 Jahren, wer verstorben war und welche Todesursache zugrunde lag.

Die Wissenschaftler fanden einen Zusammenhang zwischen Kaffeetrinken und vorzeitigem Sterben: Das Risiko, an einer der zehn häufigsten Todesursachen zu sterben, verringerte sich mit steigendem Kaffeekonsum, und zwar bei Rauchern wie Nichtrauchern und ehemaligen Rauchern. Es handelt sich um einen bescheidenen Effekt: ein 12 Prozent geringeres Risiko auf einen vorzeitigen Tod ab vier Tassen Kaffee pro Tag. Der günstige Effekt galt für normalen und für entkoffeinierten Kaffee, also hat der möglicherweise lebensverlängernde Effekt nichts mit Koffein zu tun. Bei allen untersuchten Zusammenhängen fand die europäische Studie auch einen ungünstigen Effekt: Frauen, die mehr als vier Tassen Kaffee pro Tag trinken, haben ein 12 Prozent höheres Krebsrisiko.

Die Wissenschaftler beider Studien sind der Ansicht, ihre Ergebnisse deuteten darauf hin, dass vier Tassen Kaffee täglich lebensverlängernd wirken können.

Es mag sich hierbei zwar um spektakulär große Studien handeln, aber die Teilnehmer wurden nur ein einziges Mal zu ihrem Kaffeekonsum befragt. Der kann sich in den Folgejahren durchaus geändert haben. Außerdem können sehr viele andere Faktoren bei dem sogenannten lebensverlängernden Effekt eine Rolle gespielt haben. Möglicherweise gab es Unterschiede im sozioökonomischen Status, in den Ernährungsgewohnheiten oder der medizinischen Vorgeschichte. Beide Studien gestatten auch nicht, den Effekt ausschließlich dem Kaffeekonsum zuzuschreiben. Es kann sich auch um einen zufälligen Zusammenhang handeln. Im Übrigen widerspricht die europäische Studie (ein höheres Krebsrisiko bei Frauen) einer der günstigen Auswirkungen aus der amerikanischen Studie (gerin-

STUDIE IM CHECK
Gunter M.J., Murphy N., Cross A.J. u.a. Coffee Drinking and Mortality in 10 European Countries: A Multinational Cohort Study. Annals of Internal Medicine. Online veröffentlicht am 11. Juli 2017.

geres Krebsrisiko). Und schlussendlich bietet diese Studie keinerlei Erklärung dafür, weshalb Kaffee lebensverlängernd wirken sollte.

Den allgemeinen Empfehlungen zufolge sind vier Tassen Kaffee pro Tag vollkommen unproblematisch.

ERGEBNIS DES STUDIENCHECKS

Diese Studien können keine lebensverlängernde Wirkung von Kaffee nachweisen. Es ist Unsinn, einem einzigen Lebensmittel – wie Kaffee – einen solchen Effekt zuzuschreiben. Wenn es um Aussagen zur Lebenserwartung geht, muss man immer alle Lebens- und Ernährungsgewohnheiten im Auge behalten. Allerdings ist es nicht gerade werbewirksam, zu behaupten, dass wir länger leben, wenn wir gesund essen und trinken. Wenn sich die Forscher dagegen auf ein einziges Lebensmittel konzentrieren, kommen sie garantiert in die Schlagzeilen, vor allem wenn es um so ein beliebtes Getränk wie den Kaffee geht.

+++ BEUGT STILLEN HERZ-KREISLAUF-ERKRANKUNGEN VOR? +++

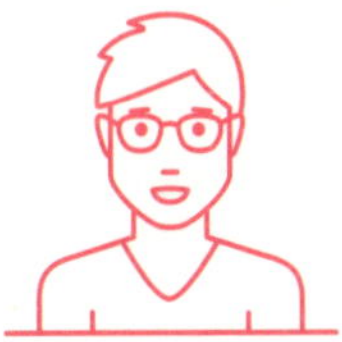

In einer groß angelegten Studie, in der 289 573 Chinesinnen befragt wurden, sind Forscher dem Zusammenhang zwischen dem Stillen und der Wahrscheinlichkeit einer Herz-Kreislauf-Erkrankung im späteren Leben nachgegangen. Zu Beginn der Studie füllten die Frauen umfängliche Fragebögen aus. Sie wurden unter anderem nach der Zahl der Geburten gefragt sowie ob – und wenn ja wie lange – die Kinder gestillt wurden. Die meisten Frauen (97 Prozent) hatten gestillt, 91 Prozent von ihnen sogar je Kind mindestens sechs Monate lang.

Nach Beginn der Studie wurden die Frauen durchschnittlich acht Jahre begleitet. Alle zwei Jahre wurde überprüft, welche Frauen Herz-Kreislauf-Erkrankungen entwickelten und wer eventuell daran gestorben war. Durch eine Koppelung dieser Daten mit den Stilldaten konnte der Zusammenhang bestimmt werden.

Die Analyse zeigte, dass stillende Frauen ungefähr 10 Prozent seltener verschiedene Formen von Herz-Kreislauf-Erkrankungen entwickelten als Frauen, die nie gestillt hatten. Je länger gestillt worden war, desto weniger wahrscheinlich war eine Erkrankung. Bei Frauen, die weniger als sechs Monate stillten, sank die Wahrscheinlichkeit einer Herz-Kreislauf-Erkrankung um 1 Prozent und bei Frauen, die länger als zwei Jahre gestillt hatten, war die Wahrscheinlichkeit einer Herz-Kreislauf-Erkrankung 18 Prozent geringer. Jedes halbe Jahr länger Stillen stehe für eine Senkung des Erkrankungsrisikos um 3 bis 4 Prozent.

STUDIE IM CHECK
Peters S.A. u.a. Breastfeeding and the Risk of Maternal Cardiovascular Disease: A Prospective Study of 300 000 Chinese Women. Journal of the American Heart Association 6.6 (2017): e006081.

Die Forscher schließen daher auch, dass Stillen die Wahrscheinlichkeit einer Herz-Kreislauf-Erkrankung im späteren Leben senkt.

Die Ergebnisse dieser Studie gelten selbstverständlich ausschließlich für chinesische Frauen, die zu einem sehr hohen Prozentsatz über eine lange Zeit hinweg gestillt haben. Die Ergebnisse europäischer Studien sind weniger eindeutig. Eine norwegische Studie unter 20 000 Frauen wies nach, dass diejenigen, die im Laufe ihres Lebens sieben bis zwölf Monate gestillt hatten, die niedrigste Wahrscheinlichkeit hatten, an einer Herz-Kreislauf-Erkrankung zu sterben. Längere Stillzeiten fügten keinen positiven Effekt hinzu. Aus der EPIC-Studie dagegen ging hervor, dass Stillen sehr wohl einen positiven Effekt hatte, der größer wurde, je länger gestillt wurde. Dies zeigt nochmals, wie wichtig der Kontext ist, in dem die Studie steht, und dass man nicht so einfach klare Schlussfolgerungen daraus ziehen kann.

Weitere Studien, die einen ursächlichen Zusammenhang zwischen dem Stillen und einem positiven Effekt untersuchen, wären hilfreich. Manche Wissenschaftler sind der Ansicht, die Ursache liege darin, dass es für die Frauen dank des Stillens leichter ist, ihr früheres Gewicht wiederzuerlangen – aber auch diese Annahme muss erst noch weiter untersucht werden. Es ist auch möglich, dass Stillen ein Hinweis auf ein grundsätzlich gesundes Verhalten ist und dass Frauen, die sich für das Stillen entscheiden, im Allgemeinen einen gesünderen Lebensstil pflegen. Dadurch sind sie weniger gefährdet, eine Herz-Kreislauf-Erkrankung zu entwickeln.

ERGEBNIS DES STUDIENCHECKS

Ob das Stillen eine gute Strategie ist, um die Wahrscheinlichkeit einer Herz-Kreislauf-Erkrankung zu senken, ist noch nicht bewiesen. Angesichts der vielen gesundheitlichen Vorteile für das Baby bleibt es jedoch wichtig, Frauen auch weiterhin zum Stillen anzuregen.

+++ IST ROSENKOHL EIN MITTEL GEGEN DIABETES? +++

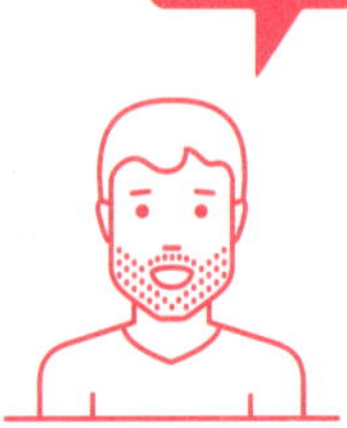

Bei ihrer Suche nach einem neuen Medikament für Diabetiker hat eine Gruppe internationaler Wissenschaftler die Möglichkeiten von Sulforaphan (Senföl) ausgelotet. Das ist ein bioaktiver Stoff, der aus Glucoraphanin gebildet wird. Dieser Stoff befindet sich in großen Mengen in Rosenkohl und Brokkoli.

Die Studie bestand aus nacheinander durchgeführten Tests. In einer ersten Reihe konzentrierten sich die Forscher auf den Effekt von Sulforaphan auf Zellkulturen. Daraus ging hervor, dass der Stoff die Glukoseproduktion in der Leber senkt. Eine zu hohe Glukoseproduktion in der Leber ist bei Diabetikern eine wichtige Ursache für einen zu hohen Blutzuckerspiegel. Auf lange Sicht führt dies zu bedeutenden Komplikationen wie Herz-Kreislauf-Erkrankungen, Nierenversagen und Nervenschäden.

In einer nächsten Testreihe an Mäusen untersuchten die Forscher, ob diese Ergebnisse wiederholt werden können und ob sie eine Auswirkung auf die Diabetesbehandlung haben. Dazu verwendeten sie Mäuse mit Diabetes und andere mit Prädiabetes. Manche Mäuse waren fettleibig, andere hatten ein gesundes Gewicht. Sie teilten die Mäuse in Gruppen ein, denen sie Sulforaphan verabreichten beziehungsweise nicht verabreichten. Vor allem bei den fettleibigen Mäusen mit Diabetes hatte Sulforaphan einen positiven Effekt, der mit Metformin zu vergleichen ist, einem Medikament, das Diabetiker häufig erhalten.

STUDIE IM CHECK
Axelsson A.S. u.a. Sulforaphane reduces hepatic glucose production and improves glucose control in patients with type 2 diabetes. Science Translational Medicine 9.394 (2017): eaah4477.

Der letzte Test umfasste eine klinische Studie an 96 Diabetespatienten, um zu überprüfen, ob die positiven Effekte auch bei ihnen auftraten. Diese Patienten teilte man willkürlich in zwei Gruppen ein. Die eine Hälfte bekam zwölf Wochen lang Sulforaphan in Form von Tabletten auf Grundlage von Brokkolisprossen, die andere Gruppe erhielt ein Placebo. Nach zwölf Wochen überprüften die Forscher den Effekt. Auch hier stellte sich heraus, dass Sulforaphan vor allem bei Patienten mit Fettleibigkeit, deren Blutzuckerspiegel nicht mehr gut unter Kontrolle war, eine bescheidene, aber signifikant positive Auswirkung hatte.

Die Aufeinanderfolge von Tests über Zellkulturen, Tierversuche und schließlich eine klinische Studie verleiht den Ergebnissen mehr Gewicht. Dass Sulforaphan in der klinischen Studie kaum Nebenwirkungen hatte, bietet eine Perspektive. Vorläufig ist es allerdings noch zu früh, von einem neuen Arzneimittel zu sprechen. Zur Bestimmung unter anderem der optimalen Dosis und der langfristigen Effekte sind unbedingt weitere klinische Studien notwendig.

Es bringt jedoch nichts, sich mit großen Rosenkohl- und Brokkolimengen einzudecken. Weil das Enzym, das für die Umwandlung von Glucoraphanin in Sulforaphan sorgt, durch Erhitzen zerstört wird, müsste man das Gemüse roh oder allenfalls leicht blanchiert essen. Und zwar sehr, sehr viel davon.

Es kann natürlich nicht schaden, regelmäßig Brokkoli(sprossen) auf den Speiseplan zu setzen. Dasselbe gilt für andere Gemüsesorten, die viel Sulforaphan enthalten wie Rosenkohl, Blumenkohl und Grünkohl. Eine gute Portion Gemüse (300 Gramm/Tag) als Teil einer gesunden Ernährung, in Kombination mit ausreichender körperlicher Bewegung, ist sowieso ein wichtiger Pfeiler in der Behandlung von Diabetes.

ERGEBNIS DES STUDIENCHECKS

Diabetes mit Rosenkohl oder Brokkoli zu behandeln, ist vorläufig noch nicht angesagt. Längerfristig könnte dies jedoch eventuell zu einem neuen Medikament auf Grundlage von Sulforaphan führen, aber darauf müssen wir wohl noch ein wenig warten.

+++ HILFT FENCHEL GEGEN WECHSELJAHR-BESCHWERDEN? +++

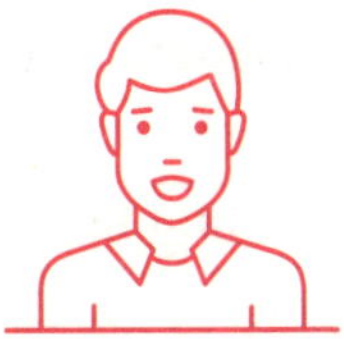

Iranische Forscher sind in einer klinischen Studie der Frage nachgegangen, ob Fenchel möglicherweise die Beschwerden von Frauen in der Menopause lindern kann. An der Studie beteiligten sich 90 Frauen mit massiven Beschwerden. Sie wurden vollkommen willkürlich in zwei Gruppen eingeteilt. Die erste Gruppe bekam acht Wochen lang täglich zwei Kapseln mit Fenchelöl (Interventionsgruppe). Die zweite Gruppe (Kontrollgruppe) bekam Placebokapseln, die mit Sonnenblumenöl gefüllt waren. Die Kapselsorten schmeckten gleich und sahen identisch aus.

Um herauszufinden, wie schwer die Beschwerden waren, wurde ein standardisierter Fragebogen eingesetzt, der Menopause Rating Scale (MRS). Alle Teilnehmerinnen füllten den Fragebogen zu Beginn der Studie und nach vier, acht und zehn Wochen aus. Schließlich fanden die Daten von 40 Frauen aus der Interventionsgruppe und 39 aus der Placebogruppe Verwendung.

Aus den Ergebnissen geht hervor, dass bei den Frauen, die Fenchelöl bekamen, sowohl nach vier und acht Wochen als auch nach zehn Wochen die Schwere der Wechseljahrbeschwerden deutlich und signifikant abgenommen hatte (das Ergebnis beim MRS sank beim Fenchelöl von 20 auf 13, also von schwer auf durchschnittlich). Bei der Placebogruppe gab es nach zehn Wochen eine sehr leichte und nicht signifikante Linderung der Beschwerden (das Ergebnis sank von 20 auf 19). Die Wissenschaftler schließen aus diesem Ergebnis, dass Fenchelöl positive Auswirkungen auf Wechseljahrbeschwerden hat.

STUDIE IM CHECK
Rahimikian F., Rahimi R., Golzareh P., Bekhradi R. & Mehran A. (2017). Effect of Foeniculum vulgare Mill. (fennel) on menopausal symptoms in postmenopausal women: a randomized, triple-blind, placebo-controlled trial. Menopause.

Eine begrenzte Zahl von Studien hat bereits einen positiven Effekt von Fenchelextrakt auf menopausale Beschwerden nachgewiesen. Der günstige Effekt von Fenchel soll den vorhandenen Phytoöstrogenen zuzuschreiben sein. Das sind chemische Stoffe, deren Struktur der von Östrogenen ähnelt. Diese Studien waren jedoch nicht sehr umfänglich und nicht immer gut aufgestellt.

Die aktuelle Studie wurde scheinbar nach allen Regeln der Kunst durchgeführt. Es wurden standardisierte Kapseln und Fragebögen genutzt, die Einteilung der Teilnehmer in Gruppen geschah vollkommen willkürlich und der Aufbau war dreifachblind: Weder die Frauen noch die Forscher und Statistiker wussten, zu welcher Gruppe die Frauen gehörten. Das mindert die Wahrscheinlichkeit ganz erheblich, dass die betroffenen Personen die Ergebnisse hätten beeinflussen können.

Bei der Interpretation der Resultate darf man jedoch nicht vergessen, dass die Zahl der Teilnehmerinnen äußerst begrenzt und die Dauer der Behandlung sehr kurz war. Um der Frage nachgehen zu können, wie die langfristigen Effekte aussehen und ob auch dann keine unerwünschten Nebenwirkungen auftreten, sind weitere Studien mit größeren Teilnehmergruppen und längerer Dauer notwendig. Vorher kann eine langfristige Einnahme nicht empfohlen werden.

Fenchelöl und -kapseln werden in manchen Apotheken zum Kauf angeboten, ebenso in Bioläden, Reformhäusern und online. Ob Fenchel als Gemüse oder seine Samen auch eine Auswirkung auf menopausale Beschwerden haben, wurde nicht untersucht. Die Konzentration aktiver Substanzen ist im Öl und in den Kapseln vermutlich viel höher als im Gemüse.

ERGEBNIS DES STUDIENCHECKS

Diese klinische Studie zeigt, dass Fenchelöl kurzfristig betrachtet einen günstigen Effekt auf menopausale Beschwerden bei Frauen in den Wechseljahren hat. Allerdings wurde die Studie nur über einen kurzen Zeitraum und mit wenig Teilnehmerinnen durchgeführt. Es ist nicht auszuschließen, dass die im Fenchelöl vorkommenden Phytoöstrogene dauerhaft kritisch sind.

GLOSSAR

Adipositas
Mit dem Fachausdruck „Adipositas" bezeichnet man starkes Übergewicht. Es beginnt definitionsgemäß ab einem → Body-Mass-Index (BMI) von 30.

Beobachtungsstudie
Bei einer Beobachtungsstudie wird das, was man untersuchen will, nicht bewusst gesteuert. Es erfolgen in der Regel keine speziellen Maßnahmen oder Untersuchungen, Störfaktoren werden nicht kontrolliert. Beobachtungsstudien haben meist eine geringe Aussagekraft, ursächliche Zusammenhänge lassen sich schwer ableiten.

Body-Mass-Index (BMI)
Der Body-Mass-Index (BMI) beschreibt das Verhältnis von Körpergewicht zu Körpergröße nach der Formel „Körpergewicht in Kilogramm dividiert durch das Quadrat der Körpergröße in Metern". Ein Wert ab 25 gilt als Übergewicht, ab 30 als starkes Übergewicht (→ Adipositas).

Insulinresistenz
Bei einer Insulinresistenz sprechen die Körperzellen schlechter auf das Hormon Insulin an. Eine Insulinresistenz kann durch Übergewicht verstärkt werden und Ausgangspunkt für einen Typ-2-Diabetes sein.

Interventionsstudie
Eine Interventionsstudie ist eine experimentelle kontrollierte Studie, die immer in die Zukunft gerichtet ist. Andere Einflussfaktoren als die untersuchte Behandlung werden durch die Studienbedingungen kontrolliert. Dies ermöglicht weitgehend unverzerrte Vergleiche.

kognitiv
Der Begriff „kognitiv" bezieht sich auf unser Denken und unsere Informationsverarbeitung. Zu den kognitiven Fähigkeiten gehören beispielsweise die Lernfähigkeit, das Abstraktionsvermögen und die Fähigkeit zur Problemlösung.

kontrolliert
Als kontrolliert gelten Studien, in denen eine Teilnehmergruppe die zu prüfende Behandlung erhält und eine weitere Patientengruppe – manchmal auch mehrere – eine Scheinbehandlung oder ein Scheinmedikament (→ Placebo).

Metaanalyse
Bei einer Metaanalyse wird eine Reihe von bereits durchgeführten Studien, die eine vergleichbare Fragestellung untersuchen, mit statistischen Methoden zusammengeführt.

Parameter

Parameter sind veränderliche Größen oder Messwerte, mit denen unter anderem statistische Wahrscheinlichkeiten bestimmt werden.

Placebo

Mit dem Wort „Placebo" bezeichnet man meist ein Scheinmedikament. Es kann aber auch eine Scheinmaßnahme gemeint sein. Schon das Gefühl, behandelt zu werden, lindert oft die Beschwerden. Das Ausmaß des Placeboeffekts schwankt zwischen 20 und 70 Prozent. Eine Krankheit kann sich also durch Placebo bei 20 bis 70 von 100 Patienten bessern, ohne dass eine spezifische Maßnahme erfolgt.

randomisiert

Randomisiert heißt, dass die Teilnehmer einer Studie nach dem Zufallsprinzip in Behandlungsgruppen aufgeteilt werden. Weder diejenigen, die die Studie durchführen, noch die Teilnehmer bestimmen, wer während der Studie welche Behandlung bekommt. Ziel ist es, dass sich die Vergleichsgruppen in ihren Merkmalen zu Beginn der Behandlung möglichst stark ähneln (etwa in Bezug auf Alter, Geschlecht, Rauchverhalten und Körpergewicht).

signifikant

Die statistische Signifikanz befasst sich damit, ob die Ergebnisse einer Studie durch Zufall bedingt sein können. Ein Signifikanzniveau von 5 Prozent (oft als p-Wert $< 0{,}05$ angegeben) bedeutet eine Wahrscheinlichkeit von weniger als 5 Prozent, dass die gefundenen Unterschiede zufällig sind.

Sozioökonomischer Status

Der sozioökonomische Status ist ein Begriff aus den Sozialwissenschaften. Er beschreibt die persönlichen Lebensumstände wie Schulabschluss und Berufsbildung, Einkommen und Besitz und damit die Stellung eines Menschen in der Gesellschaft.

REGISTER

Die Stiftung Warentest wurde 1964 auf Beschluss des Deutschen Bundestages gegründet, um dem Verbraucher durch vergleichende Tests von Waren und Dienstleistungen eine unabhängige und objektive Unterstützung zu bieten.

Dr. Marleen Finoulst begann ihre Laufbahn als praktische Ärztin. Heute ist sie Chefredakteurin des Gesundheitsmagazins „Bodytalk" des belgischen Nachrichtenmagazins „Knack" und koordiniert die vom Belgischen Zentrum für Evidenzbasierte Medizin initiierte Webseite „Gezondheid en Wetenschap" (Gesundheit und Wissenschaft).

Stiftung Warentest
Lützowplatz 11–13
10785 Berlin
Telefon 0 30/26 31-0
Fax 0 30/26 31-25 25
www.test.de
email@stiftung-warentest.de

USt-IdNr.: DE136725570

Vorstand: Hubertus Primus
Weitere Mitglieder der Geschäftsleitung: Dr. Holger Brackemann, Daniel Gläser

Programmleitung: Niclas Dewitz

Autorin: Marleen Finoulst, CEBAM
Projektleitung: Lisa Frischemeier
Übersetzung: Verena Kiefer, Luckenbach; außer S. 9-13
Lektorat: Kathrin Nick, Köln
Mitarbeit: Merit Niemeitz
Korrektorat: Judith Pfeiffer-Ley, Mainz
Titelentwurf: Büro Brendel, Berlin
Layout, Grafik, Satz: FÖRM – Büro für Gestaltung, Berlin
Illustrationen: FÖRM – Büro für Gestaltung, Berlin
Bildnachweis: shutterstock/mayakova

Produktion: Vera Göring, Catrin Knaak
Verlagsherstellung:
Rita Brosius (Ltg.), Romy Alig, Susanne Beeh, Swetlana Fuchs
Litho: tiff.any, Berlin
Druck: CPI Clausen & Bosse, 25917 Leck

ISBN: 978-3-7471-0059-2